HUMANIZAÇÃO EM SAÚDE

HUMANIZAR PARA COMUNICAR OU COMUNICAR PARA HUMANIZAR?

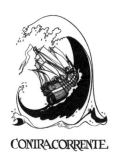

CONTRACORRENTE

VALDIR CIMINO

HUMANIZAÇÃO EM SAÚDE

HUMANIZAR PARA COMUNICAR OU COMUNICAR PARA HUMANIZAR?

São Paulo

2016

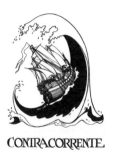

CONTRACORRENTE

Copyright © EDITORA CONTRACORRENTE

Rua Dr. Cândido Espinheira, 560 | 3º andar
São Paulo – SP – Brasil | CEP 05004 000
www.editoracontracorrente.com.br
contato@editoracontracorrente.com.br

Editores

Camila Almeida Janela Valim
Gustavo Marinho de Carvalho
Rafael Valim

Conselho Editorial

Augusto Neves Dal Pozzo
(Pontifícia Universidade Católica de São Paulo – PUC/SP)

Daniel Wunder Hachem
(Universidade Federal do Paraná - UFPR)

Emerson Gabardo
(Universidade Federal do Paraná - UFPR)

Gilberto Bercovici
(Universidade de São Paulo - USP)

Heleno Taveira Torres
(Universidade de São Paulo - USP)

Jaime Rodríguez-Arana Muñoz
(Universidade de La Coruña – Espanha)

Pablo Ángel Gutiérrez Colantuono
(Universidade Nacional de Comahue – Argentina)

Pedro Serrano
(Pontifícia Universidade Católica de São Paulo – PUC/SP)

Silvio Luís Ferreira da Rocha
(Pontifícia Universidade Católica de São Paulo – PUC/SP)

Equipe editorial

Carolina Ressurreição (revisão)
Denise Dearo (design gráfico)
Mariela Santos Valim (capa)

Imagem da Capa
Sebastião Xavier de Lima, *Multidão de Faces*, 2005.

**Dados Internacionais de Catalogação na Publicação (CIP)
(Ficha Catalográfica elaborada pela Editora Contracorrente)**

C573   CIMINO, Valdir.

Humanização em Saúde: humanizar para comunicar ou comunicar para humanizar? | Valdir Cimino – São Paulo: Editora Contracorrente, 2016.

ISBN: 978-85-69220-08-4

Inclui bibliografia

1. Humanização da saúde. 2. Saúde. 3. Comunicação. 4. Medicina. I. Título.

CDU - 614.2

Impresso no Brasil
Printed in Brazil

HUMANIZAÇÃO

"Viva e deixe viver a comunicação
que visa a humanizar!"

SUMÁRIO

PREFÁCIO — David Everson Uip 9

APRESENTAÇÃO – Gabriel Perissé 11

INTRODUÇÃO 13

1. HUMANISMO – ASPECTOS HISTÓRICOS E HUMANIZAÇÃO 23

2. A POLÍTICA NACIONAL DE HUMANIZAÇÃO 31

    2.1 COGESTÃO E GESTÃO COMPARTILHADA 38

    2.2 CLÍNICA AMPLIADA 66

    2.3 ACOLHIMENTO 79

    2.4 AMBIÊNCIA 99

    2.5 DIREITOS E DEVERES DO USUÁRIO 106

3. A HUMANIZAÇÃO E A FORMAÇÃO DOS MÉDICOS E DOS
PROFISSIONAIS DA SAÚDE 125

4. RESPONSABILIDADE PESSOAL E SOCIAL DO PROFISSIONAL 153

5. A HUMANIZAÇÃO E O UNIVERSO MULTIPROFISSIONAL 179

6. COMUNICAÇÃO E HUMANIZAÇÃO 203

7. CONSIDERAÇÕES FINAIS 223

REFERÊNCIAS BIBLIOGRÁFICAS 227

PREFÁCIO

Humanizar para comunicar ou comunicar para humanizar? Eis o nome do livro, na verdade do desafio, que o autor, o nosso querido Valdir Cimino, nos leva a refletir. Após ler e reler o texto, indaguei-me por onde iniciar o prefácio, incumbência que muito me honrou. Sem dúvida, decidi por algumas definições, necessárias para encaminhar a lógica do pensamento do autor.

Comunicar: do latim *comunicare* – significa por em comum ou em entendimento as partes envolvidas. *Humanizar:* interesse humano pelo próximo. Conceito que parece salutar a quem exerce as profissões ligadas à saúde. Será? Talvez, nem sempre.

A maioria dos textos publicados entre as décadas de 1950 e 1970 tentaram resgatar, segundo o entendimento religioso, a humanização frente aos avanços tecnológicos. E daí alguns questionamentos:

São compatíveis os avanços tecnológicos e os conceitos atuais de humanização? Como conceituar a moderna comunicação sem a inovação? A humanização é um modismo?

A humanização não é um modismo, se definirmos humanizar e comunicar no contexto da construção de novas políticas públicas de saúde. Atrevo-me a afirmar que tanto a humanização quanto a comunicação encontram-se no código genético de cada ser humano. Nesse caso, basta desenvolvê-los, aprimorá-los, ampliá-los, juntá-los e difundi-los.

A despeito das inúmeras outras definições teóricas e, inclusive, de fazer parte de todos os códigos de ética das profissões ligadas à saúde, a humanização, o cuidar das pessoas – sejam elas pacientes, familiares ou profissionais envolvidos no atendimento – ainda, para muitos, são desafios a serem superados. Genética é genética, mas ainda é possível acreditar na mudança de comportamento.

Se a esse credo associarmos a comunicação não só individual, mas também coletiva e, por que não, a coorporativa, e ainda transformá-las em critério relevante de gestão e, em verdadeira política pública, ultrapassaremos o imaginável para a solução de inúmeros dilemas.

Aos quase quarenta anos de formado, após dirigir vários serviços e grandes hospitais e, no momento, atuar como Secretário de Estado da Saúde, sinto a humanização avançar, mesmo que não no ritmo que a relevância do tema exige. No entanto, a comunicação em saúde é ainda embrionária.

Humanizar para comunicar ou comunicar para humanizar? Não identifico diferenças e sim necessidades. Por ora, entendo que o livro do meu querido amigo e companheiro de antigos e atuais questionamentos ocupará um local de destaque na nossa literatura.

Não poderia ser diferente, pois Valdir Cimino é um grande comunicador e maior humanista.

David Everson Uip
Secretário da Saúde do Estado de São Paulo

APRESENTAÇÃO

A humanização tem a ver com a palavra latina *húmus* ("terra", "chão").

Somos mais humanos quando colocamos os pés no chão e caminhamos ao lado de outros humanos. A trajetória de Valdir Cimino tem sido assim. Passo a passo: humanizar-se, humanizando.

O fruto desse trabalho é a consciência. Não basta ter ciência. Ciência sem consciência é desumanização na certa. Para caminharmos conscientes precisamos saber em que chão estamos pisando.

Em latim, *húmus* significava também "região". De nada vale um discurso humanizador descolado da terra mais próxima, do local em que vivemos e experimentamos o encontro com outros humanos. Daí a preocupação do autor em falar sobre o Brasil. Sobre a nossa humanização em meio a tanta desumanização.

O paradoxo é que, mesmo sendo humanos, precisamos nos humanizar. Retomar os passos para não deixar as oportunidades passarem. A medicina humanizada deveria ser uma expressão redundante. Não é. Precisamos humanizar a medicina, os futuros médicos, precisamos todos nos humanizar.

Estas são algumas palavras que convidam você a ler este livro, caso ainda esteja apenas sondando a capa, o índice, folheando ao acaso estas páginas carregadas de um grande ideal de vida.

Gabriel Perissé
Pós-doutor em Filosofia e História da Educação pela
Faculdade de Educação da Universidade Estadual de
Campinas (Unicamp). Doutor em Filosofia da Educação
pela Faculdade de Educação da Universidade de São Paulo (USP)

INTRODUÇÃO

A palavra do momento, em termos de cuidado com a saúde, é humanizar. A proposta em falar de humanização na saúde e humanização hospitalar pode parecer a muitos, no mínimo, paradoxal. Afinal, o fato de seres humanos cuidarem de outros seres humanos, trabalhando pela saúde, parece humano o suficiente para que ainda se precise lançar mão de um debate como esse.

Em princípio deveria ser, deveria bastar. Mas não basta, tendo em vista haver um distanciamento na comunicação entre profissionais e usuários do sistema de saúde e, entre outros aspectos, uma verticalização que não permite interação do corpo clínico, de forma que trabalhem conjuntamente, ouvindo uns aos outros, sendo todos corresponsáveis pelo êxito do tratamento.

A propósito, um paradoxo seria se os profissionais como médicos, enfermeiros, fisioterapeutas, entre outros, depois de anos se qualificando para prestarem o melhor atendimento que beneficie a saúde da vida humana, chegassem ao momento do juramento – em que se demonstra ter compreendido o caráter de suas intenções como profissional – e o encarassem apenas como uma mera formalidade, desprezando valores que sempre estiveram intrínsecos em cada uma das disciplinas arduamente enfrentadas.

A princípio, pode parecer não ser um pressuposto falar sobre isso. Contudo, convém lembrar que é do sentido do aprendizado que se resgatam os valores necessários à vida profissional. Se tomarmos, por exemplo, o juramento do curso de medicina, segundo a fórmula de Genebra, adotada pela Associação Médica Mundial, o profissional promete consagrar a sua vida ao serviço da humanidade, exercendo a profissão com consciência e dignidade, sendo a saúde do paciente a sua primeira preocupação.

Se a preocupação primeira se volta para a saúde do paciente, não se pode esquecer, sob o risco de se tornar ineficiente, que o conceito de saúde, integrante dos direitos da dignidade da pessoa humana, não se restringe tão somente à integridade física, senão que alcança também a integridade psíquica e social. Cumpre salientar, inclusive, que se deve levar em conta o aspecto da dignidade humana a ser respeitado, de assaz importância também no que concerne à preocupação com as dimensões políticas e religiosas em que os usuários estejam inseridos ou sejam por elas influenciados.

Aqui faço um parêntese para mencionar, sobretudo, a importância do conceito de comunicação corporativa, que se encarrega de divulgar a gestão da empresa, não como matéria paga ou propaganda, mas como notícia de interesse público, especialmente em se tratando de organizações de saúde.

As bases dessa comunicação têm origem ainda no início do século XX, quando o jornalista norte-americano Ivy Lee monta o primeiro escritório de relações públicas de que se tem notícia, segundo a lição do jornalista Manuel Carlos Chaparro[1], originando assim a assessoria de imprensa.

Nessa esteira, cumpre ressaltar a lição de Margarida Kunsch quanto ao modelo "simétrico de duas mãos" que representa a moderna visão de comunicação. Segundo Kunsch[2], "ele busca um equilíbrio entre os interesses da organização e os de seus respectivos públicos. Baseia-se em pesquisas e utiliza a comunicação para administrar conflitos".

---

[1] CHAPARRO, Carlos. *A questão do interesse público*: Linguagem dos Conflitos. Coimbra: Minerva Coimbra, 2001, p. 34.

[2] KUNSCH, Margarida K. *Relações públicas e excelência em comunicação*. Disponível em: <200.195.175.98/Materiais/322_227.doc>. Acesso em: 03 nov. 2014.

HUMANIZAÇÃO EM SAÚDE

É preciso entender que todos esses princípios estão em perfeita consonância com o projeto de humanização, especialmente por este estar calcado também em um ideal de comunicação, sem o qual seria impossível atingir o avanço nas políticas públicas de saúde, levando em conta, inclusive, a valorização do profissional.

Por todo o exposto, é saudável afirmar que o projeto de humanização vai além da preocupação com a saúde dos pacientes, uma vez que leva em consideração também a do profissional, a comunicação deste com seus pares e com as equipes e o ambiente de trabalho, considerando, sobretudo, a gestão do sistema de saúde como um todo. Ele preserva, portanto, a integridade física e psíquica dos indivíduos nele inseridos.

Lembro-me de quando eu era criança, idolatrava a profissão de médico, sonhando ser um deles. Afinal, pensava eu, os médicos têm o "poder" de curar as pessoas. No entanto, isso logo mudou na ocasião em que um incidente se deu com meu irmão, que perdeu o dedo "mindinho" ao cair do telhado, na tentativa de alcançar uma pipa. Era a época dos médicos de família, e como não poderia deixar de ser, o que atendia a nossa foi prontamente acionado. De imediato tentou implantar a parte perdida. Naquele instante foram precisos dois médicos: um para cuidar do meu irmão e outro para me atender quando desmaiei.

Entretanto, durante a minha vida fui vivenciando situações que, de um modo ou de outro, levaram-me a refletir sobre algum aspecto que se relacionasse à área de saúde, em especial por perceber o distanciamento que médicos passaram a se permitir no trato com seus pacientes.

Aos 20 anos, já estudante de publicidade, fiz uma visita à sala de anatomia da Faculdade de Medicina da UNICAMP. Lá me deparei, naturalmente, com partes de corpos de pessoas: pés, mãos, braços e até o corpo de um indigente a quem deram o nome de Hulk. Aquela realidade me fez cogitar se seria possível atribuir às partes desarticuladas de um corpo a mesma dignidade deferida a um corpo sem vida.

Em que pese haver uma distância considerável entre as partes de um corpo em uma sala de anatomia para que as consideremos uma pessoa,

15

tornou-se óbvio para mim o limite que estabelece o respeito. Como extensão de minhas reflexões, pensei se não seriam situações como essas vivenciadas no processo de formação profissional que, ainda inconscientemente, acabam por afastar o estudante, e posteriormente o médico, do indivíduo que ele esteja tratando.

Perguntei-me: o que levaria o profissional de saúde a agir muitas vezes com tamanho distanciamento do paciente à sua frente? Seria o pouco tempo que tem para atender a todos, ou a objetividade se instala tão somente em face da prioridade da cura, sem considerar a individualidade da pessoa?

E, ainda, como surge essa objetividade? Durante a formação profissional? Ou seria por um desdobrar de comportamento que o médico recém-formado encontra no ambiente de trabalho, quando a hierarquia lhe diz como se deve comportar, devendo manter o distanciamento e a frieza?

Ainda ao tempo da faculdade de publicidade, arrisquei-me a perguntar em determinado momento daquelas minhas reflexões se tal postura, ainda que supostamente se trate de um resultado defensivo diante da real inevitabilidade que a morte impõe, não seria também a consequência do reconhecimento de que ainda há, em alguns casos, total limitação profissional para se reverter um quadro patológico.

Muitas respostas chegaram-me há pouco, ao tempo em que escrevia minha dissertação de mestrado a ser apresentada ao Curso de Pós-Graduação da Faculdade de Ciências Médicas da Santa Casa de São Paulo, para obtenção do título de Mestre em Ciências da Saúde, sob a orientação da Profa. Dra. Carmen Lúcia Penteado Lancellotti, com quem aprendi, sobretudo, que o ser humano é o melhor veículo de comunicação, sendo esta uma lição fundamental e basilar para o profissional de saúde.

Os estudantes de Medicina têm se submetido a um processo bastante árduo de preparação para o ingresso no curso, seguido de anos de estudo intenso, com pouca possibilidade de descanso ou diversão. Situação essa que impõe circunstâncias de estresse acentuado. Quando pensam que ficarão livres dessa tensão, ao término dos anos de formação

HUMANIZAÇÃO EM SAÚDE

universitária, surgem problemas ainda mais intensos, sobretudo no momento de sua inserção no mercado de trabalho.

Não que estas sejam justificativas estanques para os meus questionamentos, mas não se pode desprezá-las, tanto quanto desprezar o fato de que os médicos têm sido mal remunerados – sem que isso signifique maior economia por parte dos usuários –, tendo ainda que assumir mais atividades a cada dia.

Por meio de minha dissertação de mestrado, orientado pela Profa. Dra. Lancellotti, já concluía que o embate que se dá entre a idealização do papel médico e a realidade da formação profissional não é tranquilo, sendo vivido com diferentes graus de sofrimento emocional. Justamente por isso, diversas Faculdades de Medicina têm desenvolvido programas específicos de apoio psicopedagógico, psicossocial, psicológico e psiquiátrico para seus estudantes.

Ainda citando minhas conclusões à época do mestrado, o fato é que a permanência de todas essas situações está levando os profissionais da área a um estado de exaustão física, emocional e mental, caracterizado por esgotamento, desenvolvimento de atitudes e sentimentos negativos em relação aos pacientes e aos companheiros de equipe, além de por uma crescente autodesvalorização.

A consequência quase inevitável a que tudo isso pode levar é um desgaste na relação educador, estudante e paciente. Além disso, o desenvolvimento científico/tecnológico pode levar a um distanciamento das partes. Cumpre-me, no entanto, salientar que também por ocasião de meu mestrado, em pesquisa que realizei entre os dias 24 de setembro à 06 de outubro de 2009 com os estudantes da FCMSCSP, 53% deles mostraram que têm interesse pelo tema humanização, e 90% consideram que a Humanização Hospitalar é importante.

Independentemente da legitimidade de minhas reflexões, de qualquer maneira parece-me que esse distanciamento encontra também na valorização da objetividade do ofício o elemento fundamental para o seu bom cumprimento. Porém, qualquer que seja o que o motivou, o fato é que esse comportamento se mostrou ineficiente, além de solidificar o processo de verticalização dentro do sistema de saúde, dando ensejo a fatores negativos que levaram gestores e especialistas a pensar se o momento para propor um novo paradigma que priorize a humanização da saúde, transformando o sistema como um todo.

É para a consciência da necessidade dessa mudança que a presente proposta busca despertar o cenário profissional e institucional, fazendo-o por meio da Política Nacional de Humanização e suas diretrizes, inseridas no Sistema Único de Saúde, sugerindo ações e práticas de saúde que repensem a forma da gestão tradicional, especialmente preparando melhor seus trabalhadores.

O debate da humanização aborda a qualidade da comunicação entre médico e paciente, assim como a comunicação entre as redes de especialidades e sua diversidade de saberes, a gestão do sistema e o ambiente em que o profissional esteja inserido, que por vezes não lhe oferece as condições para que possa agir e reagir com a gentileza e atenção esperadas, adquirindo dessa forma a confiança do paciente que só se estabelece mediante boa comunicação.

A humanização deve ser compreendida, sobretudo, por este aspecto final de ganhar a confiança do paciente e oferecer-lhe o melhor atendimento, sendo necessário, para isso, demonstrar a segurança que a rede de saúde oferece. Portanto, se faz conveniente que o profissional saiba, por exemplo, como funcionam os postos de saúde, centros de especialidades, hospitais e outros, informação só alcançada pela efetiva comunicação em rede.

Esses fatores definem bem a humanização, pois não há como seguir com equilíbrio sem que haja a corresponsabilidade de todos os trabalhadores do sistema de saúde e, para que isso se efetive, é preciso uma mudança de paradigma na atenção prestada aos usuários e na gestão dos processos de trabalho.

As diretrizes da Política Nacional de Humanização oferecem as sugestões para que haja esse entrelaçamento entre os profissionais e o sistema, e entre eles e o usuário, possibilitando até mesmo a criação de outras novas, pois, para que se alcance o êxito esperado, é pertinente

HUMANIZAÇÃO EM SAÚDE

que se possibilite pensar em dispositivos que acompanhem o contexto de cada região.

Entre as diretrizes propostas encontram-se *a cogestão, a valorização do trabalhador, a clínica ampliada, o fomento das redes, ambiência e o acolhimento*. Nelas se encontram inseridos dispositivos como a comunidade ampliada de pesquisa, o projeto terapêutico singular, o acolhimento com classificação de risco e a equipe de referência de apoio matricial. Trataremos destes aspectos nos capítulos que se seguirão.

Em abril de 2001 ocorreu o Congresso Humanização da Saúde em Debate, e, em outubro do mesmo ano o Ministro da Saúde José Serra criou o Programa Nacional de Humanização, atendendo ao chamado para as mudanças que já vinham sendo pensadas. Em 2003, o governo do Presidente Lula fortaleceu e sancionou a Política de Humanização da Saúde.

Nessa ocasião, o conceito de clínica ampliada foi dado como importante diretriz para a Política Nacional de Humanização, que vem sendo sistematicamente implantada nos hospitais da rede pública, tanto quanto incansavelmente debatida pelo setor. E foi grande a satisfação da Associação Viva e Deixe Viver em observar todas essas conquistas em avanço, tendo em vista que já as preconizava por ocasião do 1º Congresso Humanização da Saúde em Debate, no Ano Internacional do Voluntário, em 2001.

Longe deste estudo querer ensinar profissionais de saúde como exercer o seu trabalho, especialmente por saber que estes têm plena consciência do que estamos esclarecendo – de que estamos falando de gente, de seres humanos, e consequentemente, de sentimentos que os acompanham – cumpre, contudo, salientar a necessidade de se compreender que há uma deficiência latente quanto à educação na formação profissional que vise o acolhimento do paciente, deficiência de tal forma exacerbada que se chegou a tomá-la por *desumanizada*.

Há que se levar em conta, portanto, a necessidade do reconhecimento da construção de um novo padrão, que erradique toda e qualquer postura profissional de saúde que se permita, por exemplo, um distanciamento tamanho que acabe por desprezar princípios axiológicos que dão sentido à profissão que é humana por natureza.

Focar a formação do profissional da saúde também em disciplinas de humanidades, tanto quanto de comunicação, é proporcionar não apenas a construção de uma mentalidade humanizadora, mas, sobretudo, levar os profissionais a compreender a importância que há na intervenção das artes cênicas, na contribuição de um contador de histórias que distrai, ensina valores e faz pensar, de um palhaço que proporciona o riso e o sorriso, da música que induz à tranquilidade ao mesmo tempo em que comunica.

Isso tudo faz parte da transversalidade, levando à compreensão de que cidadania é entender o objetivo final de nosso sistema de saúde – SUS e suas políticas públicas.

Em que pese o conceito de humanização estar encontrando seu lugar, mesmo diante das contradições mundiais, e aí entra o aspecto do mercado de consumo que pode ter sido um dos responsáveis pela desumanização das sociedades, influenciando também o sistema de saúde (e sobre isso falaremos em capítulo que trata da gestão), convém ressaltar, sempre que possível, o quanto a conscientização acerca dos direitos do cidadão é vital.

É preciso cobrar do governo através de fóruns, seminários, congressos e campanhas, para que se alcance um atendimento de maior qualidade, no sentido da humanização que a saúde tanto requer, e aí a força da mídia é fundamental, inclusive levando-se em conta os aspectos da comunicação corporativa que só faz esclarecer, enquanto ressalte os avanços e intenções cada vez mais humanas no trato do paciente e na visão que apregoe sobre a saúde.

Um dos aspectos debatidos pela Política Nacional de Humanização é que não bastam as equipes de alto padrão, arquitetura e instalações modernas, se o foco não passa de uma doença a ser curada, sem levar em conta o aspecto individual do ser humano.

E foi pensando nisso, como por todas as reflexões anteriormente mencionadas, que aceitei o convite da Conexão Médica, uma rede de TV

IP via satélite para instituições médicas (hospitais, universidades e associações), cujo foco é a atualização de profissionais de saúde de todo o Brasil, para desenvolver uma série de programas sobre humanização em saúde; programas esses que são realizados em parceria com a Associação Viva e Deixe Viver.

A cada programa são convidados especialistas das mais diversas áreas, para falar sobre as suas experiências em matéria de humanização e debater temas específicos. As reflexões que compuseram estes debates levaram-me a compor este livro, destinado a todos aqueles que, de alguma maneira, buscam uma vida com mais qualidade e um mundo mais humano.

Por falar em qualidade de vida, eu não poderia deixar de me referir à Associação Viva e Deixe Viver, fundada em 1997 visando à humanização da saúde e preparando voluntários para levar aos hospitais conscientização na forma de entretenimento, formação educacional e cultura, através da leitura e do brincar.

Em 2001 a Associação participou das atividades do ano internacional do voluntário e, nesse mesmo ano, levantou a bandeira da importância da humanização nos ambientes hospitalares. Assim nasceu o primeiro Congresso de Humanização da Saúde que vem se realizando anualmente, sempre com novas e importantes contribuições, abordando temas vitais para a causa e contando com especialistas de grande relevância para a saúde.

É importante perceber que esse movimento já está acontecendo dentro dos hospitais, levando as instituições a mostrar a cara e suas possibilidades de mudança, sendo um fenômeno que revela situações muito interessantes. Nos diversos fóruns que a Associação Viva e Deixe Viver tem promovido nos últimos anos descobriram-se pérolas fantásticas, que serão comentadas ao longo do texto.

Convido-os, portanto, a juntos refletirmos sobre o assunto da saúde sob o prisma desse novo paradigma, o da humanização, em especial pela análise da Política Nacional de Humanização com todas as suas diretrizes e dispositivos, que vislumbram por meio de novas ações e práticas de saúde a intenção de uma nova estruturação do sistema, voltado ao apoio humanizante em torno do paciente.

1

HUMANISMO – ASPECTOS HISTÓRICOS E HUMANIZAÇÃO

Humanizar para comunicar ou comunicar para humanizar? O que lhe parece ressaltar desse questionamento que se apresenta a ser a proposição de nosso debate? Se nos permite, parece-nos imprescindível tratá-lo, inicialmente, como os dois lados de uma mesma moeda, máxima a que tomamos de empréstimo para pensar em que termos sempre se deram as intervenções clínicas.

Assim como a moeda não existe sem os seus dois lados, as experiências clínicas ou cirúrgicas, quando vivenciadas desde os primórdios, por certo que atendem à necessidade de comunicar e humanizar, suprindo a atenção a esses que são fundamentos imprescindíveis para a formação da relação humana equilibrada.

São óbvias as razões que fizeram surgir o cuidado humanizador quando das primeiras intervenções médicas, ainda no berço da civilização ocidental. No entanto, a fragmentação do conhecimento no curso da história moderna, desejando separar ciência da religião, excedeu ao não preservar a inteireza da constituição humana influenciada também pelo aspecto emocional e psicológico, sujeitando o homem a ser considerado apenas quanto ao seu aspecto físico, fato este que tem sido reparado na atualidade, haja vista a necessidade dessa conscientização.

O trato da medicina e demais atividades relacionadas à saúde, quando se propõem o ato de comunicar, seja entre os pares, seja com o paciente, resultam mais eficientes quando realizados com atenção e gentileza, posto que nestes cuidados se encerra a essência da humanização do sistema. A humanização, a seu turno, não passaria de um mero ideal se não realizada através da comunicação que cuida e protege a cada um que nesse mesmo sistema esteja inserido.

No entanto, alguém poderia afirmar que para comunicar bastam a clareza e a veracidade da informação. E que o ato de clinicar tem relação direta com o ato de humanidade. Será? Certamente que sim; no entanto, em parte. É sobre isso que a partir de agora vamos conversar.

Para tanto, convém abordar o aspecto histórico do humanismo, que ensejou o nascimento da prática da humanização nas mais diversas relações vivenciadas pela sociedade civilizada, ainda nos primórdios da cultura ocidental, qual seja na Grécia antiga, berço do ideal Paideia que na atualidade torna-se o sustentáculo para o método de cogestão no sistema de saúde.

Partimos do conceito de Humanismo, tomado de empréstimo do dicionarista Antônio Houaiss, que afirma ser o "movimento intelectual difundido na Europa durante a Renascença e inspirado na civilização greco-romana".[3]

Houaiss completa o conceito afirmando que o objetivo do Humanismo era o de valorizar "um saber crítico voltado para um maior conhecimento do homem e uma cultura capaz de desenvolver as potencialidades da condição humana".[4]

Ainda que se depreenda da definição mencionada ser um movimento intelectual com apenas alguns séculos de existência, percebe-se também que o humanismo renascentista baseou toda a sua construção

---

[3] HOUAISS, Antônio; VILLAR, Mauro de Salles. "Humanização". *Dicionário Houaiss da Língua Portuguesa*. Rio de Janeiro: Editora Objetiva, 2009, p. 1037.

[4] HOUAISS, Antônio; VILLAR, Mauro de Salles. "Humanização". *Dicionário Houaiss da Língua Portuguesa*. Rio de Janeiro: Editora Objetiva, 2009, p. 1037.

HUMANISMO – ASPECTOS HISTÓRICOS E HUMANIZAÇÃO

no berço da civilização ocidental, a saber, Grécia e Roma, culturas com uma forte consciência humanista impressa nas relações interpessoais, especialmente proporcionada pelo desenvolvimento das potencialidades humanas através do método Paideia; *uma educação integral estimulada desde a infância.*

Naquela conjuntura, o conceito de Humanismo permitia a concepção do contexto universal que reconhece o ser humano inserido na natureza e caracteriza a vida pela busca da felicidade, do bem viver e do bem-estar entre todos, considerando todas as vertentes humanas que os proporcionem.

Em que pesem algumas contradições sociais vividas na antiguidade, compreensíveis na medida em que a humanidade dava seus primeiros passos em direção ao equilíbrio das relações humanas civilizadas, foi no conjunto dessa concepção, no entanto, que enalteceram-se os aspectos potencialmente criativos do ser humano e que se atribuiu ao homem a capacidade de ser o centro de transformação da realidade.

Pergunte-se então: por que fazer isso, senão em benefício e por interação com outros seres humanos? No sentido da humanização, também o cristianismo traz importantes contribuições no momento em que imprime fortes conceitos de solidariedade, respeito ao próximo, boa-fé, fraternidade e amor, entre outros que mudaram a mentalidade humana em face da consideração ao seu semelhante, esteja este no contexto em que estiver.

Alguns séculos depois surge o período da Idade Média, tempo em que o fundamentalismo distorce as bases originais da religião oficial do mundo desenvolvido – leia-se cristianismo na Europa – e passa a exigir do homem a negação de princípios naturais que lhe são inerentes. Este, devendo submeter-se aos dogmas da Igreja, anulando seus desejos e vontades e proibindo a expansão de qualquer forma de pensamento, representa um enorme retrocesso para o conceito de humanismo.

Não por acaso, ficou conhecida como a Idade das trevas. No momento em que começa a dar lugar à Idade Moderna, no entanto, essa transição esboça o Renascentismo do século XIV até o início do século XVII,

25

período em que o homem volta à cena e há um reflorescimento das bases da educação grega, retomando o conceito de Paideia, desabrochando as diversas áreas do conhecimento. Com a produção de cultura e ciência, o homem renasce como pessoa que se expressa e participa do processo de desenvolvimento das cidades.

No início do século XVI, em meados da Idade Moderna, outro aspecto que beneficia o Humanismo surge com o advento da Reforma Protestante, que visava garantir ao homem a liberdade para interpretar os livros sagrados e viver a religião conforme a leitura que deles fizesse, sem mais ter que se submeter aos dogmas da Igreja Católica que, sobretudo, sufocavam a capacidade de pensar. Isso é possível, em especial, pelo invento da máquina tipográfica por Guttemberg, que proporciona, inclusive, o aumento da alfabetização na Europa.

Importantes reformadores como João Calvino, na França, e Ulrico Zuínglio, na Suíça, são reconhecidos pela história como humanistas, e suas contribuições para o conhecimento proporcionaram importantes vitórias ao Humanismo, sob o ponto de vista de se poder pensar e decidir por si próprio.

Cumpre salientar que a humanização a que mencionamos neste debate sobre os rumos da saúde não se coloca no sentido de transcendentalismo religioso, ainda que possa ser importante considerar a cultura de cada paciente para obter seu acolhimento, mas decorre, sobretudo, do humanismo com o homem no centro da atenção, dispensando a ele posturas éticas, morais e tratamento digno, reconhecendo-lhe direitos e atribuindo-lhe capacidade para se aprimorar e o desejo de crescer como ser humano.

Voltando aos avanços e retrocessos do conhecimento que marcaram a pauta dos direitos humanos, no fim do século XVI, na esteira dos novos processos científicos, René Descartes, visando a separar a ciência da religião, estudada até então de forma empírica, passa a focá-la por um método científico rigoroso, visando a alcançar a comprovação clara, possível apenas mediante a fragmentação do conhecimento.

Esse método passou a influenciar o pensamento de forma que todas as respostas só poderiam ser alcançadas através dessa inteligência cartesiana, através de um raciocínio que fragmenta a constituição humana ao desprezar aspectos como meio ambiente, emoções, entre outros, considerando apenas o aspecto físico.

Ainda assim, por sempre ter havido um reconhecimento do humanismo como reflexo do próprio homem, quando a Idade Moderna termina, com o advento da Revolução Francesa, o dístico humanista de Liberdade, Igualdade e Fraternidade foi enaltecido como condição inata ao homem, dando ensejo ao surgimento da Declaração dos Direitos do Homem e do Cidadão.

Nesse período, também é escrita a primeira Constituição francesa, que, tanto quanto a americana, destaca princípios e valores como moral, ética, dignidade humana, liberdades individuais, direitos e garantias fundamentais. Todos eles são a tônica das atuais relações humanas civilizadas.

Sob análise, todos esses padrões de comportamento ao longo dos séculos, que tanto insistiram em lutar pelo humanismo, reconhecido como o legítimo e mais benéfico meio e fim para as relações humanas posto que constitue e enseja ao reconhecimento da plenitude dos direitos naturais inerentes ao próprio homem, não há razão, em pleno século XXI, para se desprezar o universo da atenção humanista a um usuário do sistema de saúde, considerando as influências que o atinjam em decorrência de seus históricos sociais, ambientais, culturais, psicológicos e emocionais.

Pode-se afirmar isso não apenas pela visão da multidisciplinariedade dos direitos do indivíduo, mas especialmente pela busca da consecução das melhores terapias que visem à restauração ou à conservação de sua saúde, ressaltadas as condições humanizadoras que possibilitem todo esse processo, passando, inclusive, pela ampliação do conhecimento profissional a ser considerado sob os seus mais diversos matizes.

Diante dessa consciência humanizadora, desde o fim dos anos 1990 tem ocorrido um aumento significativo do debate em favor da humanização. Especialmente no ano de 1998, quando o Hospital das Clínicas, unido a organizações não governamentais como Doutores da Alegria, Arte Despertar, Centro de Voluntariado de São Paulo, Instituto Brasil Voluntário, entre outras, aliadas aos representantes das esferas municipal, estadual e federal da saúde, iniciaram debates internos sobre o tema da humanização, visando a torná-la política pública.

O movimento pela humanização com todas as suas vertentes estava imprimindo e sendo impresso por uma consciência universal, em busca de uma cultura de paz e respeito ao próximo, incluída aí toda espécie de relações interpessoais, sobretudo as profissionais.

Essa iniciativa do Hospital das Clínicas esteve ligada à necessidade vivenciada pelo próprio sistema de saúde, mas foi também influenciada pela Resolução 52/15 – ONU, que em 1997 decretou o ano de 2000 como o Ano Internacional da Cultura e da Paz.[5] Ainda naquele ano de 1997, a ONU mais uma vez, agora pela Resolução 52/17, instituiu o ano de 2001 como o Ano Internacional do Voluntário.[6]

Nesse momento surge uma diversidade de movimentos, como a Mídia de Paz, tendo em vista a força com que esse veículo de comunicação, em todas as plataformas que o compõem, é capaz de influenciar o mundo em que vivemos.

No ano de 2001 a Associação Viva e Deixe Viver empreende um levante pela importância da humanização da saúde, e desse oriente surge o I Congresso de Humanização em Ação, que se perpetuou ao longo destes anos incentivando o debate por meio de renomados profissionais e apresentando em cada nova etapa os mesmos excelentes resultados que alcançara em anos anteriores.

É no ano de 2003 que o Ministério da Saúde reformula sua gestão em favor da humanização, tornando-a política pública. Está criada assim

---

[5] ONU. *Resolução A/RES/ 52/15*. Proclamação do ano de 2000 como o Ano Internacional para a Cultura de Paz. Disponível em: <http://www.un-documents.net/a52r15.htm>. Acesso em: 24 set. 2014.

[6] ONU. *Resolução A/RES/ 52/17*. Proclamação do ano de 2001 como o Ano Internacional para a Cultura de Paz. Disponível em: <http://www.pnud.org.br/UNV.aspx?indice=3>. Acesso em: 24 set. 2014.

a Política Nacional de Humanização da Atenção e da Gestão do SUS – Humaniza SUS, cujo objetivo é fortalecer as iniciativas de humanização já eficientes na rede hospitalar pública, melhorando-as nos pontos em que ainda existem lacunas.

Segue cumprindo seu objetivo enquanto busca aprimorar o atendimento de qualidade e a atenção aos usuários da rede SUS, modernizando e aperfeiçoando a rede de trabalho de modo a melhor capacitar os profissionais, voltando os olhos para a valorização da vida humana e dos direitos fundamentais que visam à cidadania.

2

A POLÍTICA NACIONAL DE HUMANIZAÇÃO

Cumpre-nos salientar, inclusive, conforme fora mencionado na introdução, que haveremos de falar sobretudo de responsabilidades, pois são elas que nos induzem a cumprir com nossas obrigações desde o momento em que as assumimos. Tratando-se do sistema de saúde, nossa intenção não é utilizar a responsabilidade como se isso bastasse para se obter eficiência.

Na verdade, só têm eficiência quando todo o conjunto do sistema é influenciado. É como se a engrenagem que se presta à responsabilidade movesse o objetivo que a ela esteja atrelado. Hoje o sistema também é tratado separado, ou seja, de forma cartesiana, e apresenta desgastes na visão da integralidade, principalmente no uso da tecnologia como humanizadora desrespeitando as responsabilidades, atribuições e obrigações que lhes são conferidas, a fim de que todos possam movimentar o sistema a contento.

Ao ingressarmos no sistema de saúde é fundamental que nos responsabilizemos por seu bom funcionamento, certificando-nos da qualidade de tudo o que fazemos por isso diariamente. Qualidade que se estenda não como um simples reconhecimento a nós mesmos, mas em benefício de outra pessoa, o que por si só denota o aspecto fundamental da humanização.

Não há como escusar-se dessas responsabilidades. É como ao tempo da faculdade, em que a obrigação de prestar atenção às informações que hão de nos qualificar para o ofício não bastam para nos diferenciar, exigindo nossa própria capacidade de ir além do esperado.

Nesse processo deve-se aprender a responder não apenas às perguntas que nos são feitas, mas, sobretudo, a raciocinar diante do caso concreto, permitindo-nos mediante novas tecnologias e ações alcançar as inovações que beneficiem a quem precise do conhecimento, tanto quanto ao próprio conhecimento que se expande por um processo humanizador.

É algo como ir além do lugar comum. É um chamado ao desafio. A vida é feita de desafios e eles, certamente, só encontram o verdadeiro sentido quando alguém mais, além de nós mesmos, possa ser beneficiado. É para isso que existe o sistema de saúde. Para beneficiar àqueles que necessitam restaurar a sua condição anteriormente saudável, ou ao menos para que seja encontrado um caminho que possa lhes suprir, da melhor forma, o bem-estar.

Isto é, sem dúvida, um desafio de todos os dias, muitas vezes de madrugadas adentro, como bem sabem os plantonistas. Um sacerdócio, como se costuma dizer mediante o uso do adágio. Aliás, na esteira do provérbio, de forma alguma se pode tomar o sistema de saúde como uma engrenagem que, se não tem remédio, remediada está. Dizemos isso pois é o que parece ser o seu reflexo, enquanto opere seu gerenciamento de forma ineficaz e sua operacionalidade de forma ineficiente.

Permanecendo nos moldes atuais, afronta ao Estado Democrático de Direito, instituído para defender as garantias fundamentais, base da dignidade da pessoa humana, aos direitos humanos tanto quanto à capacidade administrativa de inovar e encontrar soluções, e aos profissionais de saúde e pacientes, razão de ser da existência do sistema, devendo, por isso, primar pela qualidade do atendimento.

O debate é importante, também, porque vivemos novos tempos, onde não há mais espaço para se eximir das responsabilidades e fechar os olhos para a ineficiência do serviço público, tampouco das que

A POLÍTICA NACIONAL DE HUMANIZAÇÃO

visem à melhoria da condição da vida humana. E isso não se faz apenas com o advento das novas tecnologias, mas, sobretudo, com comportamentos que se permitem repensar, muitas vezes buscando não propriamente ideias novas, mas retomando conceitos que um dia se mostraram eficientes.

A eficácia demonstra as boas decisões tomadas nos rumos que se pretende seguir, sabendo, de fato, o que fazer. A eficiência, a seu turno, demonstra a capacidade de produzir o melhor efeito, o melhor resultado, ou seja, fazer bem feito, sobretudo com o emprego de um esforço qualitativo e não quantitativo.

Diante dessa exposição, responda-se, considerando que um dia, possivelmente, será também responsável pelo bom funcionamento dessa engrenagem: o que você enxerga no sistema de saúde? Filas intermináveis? Atendimento ineficiente? Gestão ineficaz? Baixa remuneração? Pessoas insatisfeitas? E tudo por quê? A resposta é simples: o sistema atual funciona sem a eficaz conjunção de esforços, acarretando a ineficiência dos atendimentos, permitindo um sistema desumanizado.

Qual a principal reclamação dos usuários do sistema de saúde? Se você pensou em respostas como: não há médicos; estão em greve; marcaram os meus exames ou a minha cirurgia para daqui a meses, mesmo meu caso sendo grave e não podendo esperar; você pensou em uma parte da problemática gestão que rege o sistema de saúde que, saiba você, é também uma das mudanças focadas pelas propostas das diretrizes da Política Nacional de Humanização.

Em paralelo a essa problemática gerencial, há outros aspectos que chamaram a atenção daqueles que pensaram a Política Nacional de Humanização. Qual é a sua opinião quanto ao motivo que leva um alto número de usuários do sistema de saúde a não aderir aos tratamentos, ocasionando o agravamento da doença, a resistência ao medicamento ou mesmo a morte, proporcionando, assim, um encarecimento dos custos de saúde?

Boa parte da resposta passa pelo distanciamento praticado entre os profissionais de saúde e aqueles que estão sob seus cuidados. Infelizmente não há na grade curricular de nossas faculdades disciplinas que conscientizam o futuro profissional que tal comportamento humanizador faz toda a diferença no trato com os pacientes, não raro, analfabetos funcionais.

Essa relação que se estabelece mediante a confiança deve partir do médico, e surge porque o profissional está consciente de que sua prioridade é o indivíduo à sua frente, só assim, conseguindo alcançar o objetivo da intervenção, que é a cura. A atitude do profissional é responsável pelo êxito alcançado, contudo para isso, sabe-se bem, é preciso que haja tempo a fim de que se consiga estabelecer a educação do paciente e levá-lo a vivenciar todos os aspectos prescritos pelo tratamento.

Por isso o debate insistente para que esta conscientização da compreensão do ponto de vista humanitário venha desde os bancos da faculdade. Reside aí algo fundamental que fará toda a diferença no momento da comunicação entre os profissionais de saúde dentro do sistema, e entre eles e o paciente, às feições, por que não dizer, dos conhecidos médicos de família, que sempre valorizaram o conhecimento individual de seu paciente, obtendo acolhimento satisfatório.

Consciente de todos esses aspectos até aqui mencionados, não à toa, o Ministério da Saúde, considerando os termos da Lei n. 8.080, de 19 de setembro de 1990 – que dispõe sobre as condições para a promoção, a proteção e a recuperação da saúde, a organização e o funcionamento dos serviços correspondentes da Política Nacional de Humanização da Atenção e da Gestão do SUS, de 2003, bem como da Política Nacional de Gestão Estratégica e Participativa no SUS, de 2007, resolve dispor, mediante a Portaria n. 1.820 de 13 de agosto de 2009, os direitos e deveres dos usuários da saúde.

Curioso apontar que mesmo com estas medidas pode-se encontrar quem defenda que a saúde não precisa de debates que levem à consciência da humanização, mas tão somente a uma reestruturação administrativa que dê melhor visibilidade ao funcionamento do sistema e, consequentemente, a um bom atendimento. Oras, mas enfim, tal resultado vislumbrado não está revestido pelo sentido de humanização?

A POLÍTICA NACIONAL DE HUMANIZAÇÃO

Contudo, há que se perguntar, por outro lado, ainda sob essa visão apenas administrativa e retomando a problemática mencionada anteriormente, se seria possível apenas dessa forma aumentar a adesão do paciente ao tratamento. Veja, esse é um dos sérios problemas enfrentados pelo sistema de saúde, e diversos são os fatores que o influenciam. Por isso tornou-se um dos enfoques para o qual se volta a Política Nacional de Humanização.

Como dissemos anteriormente, são pessoas cuidando de outras pessoas, e não há como rejeitar as circunstâncias que possam as influenciar individualmente. E aqui estamos nos referindo, inclusive, aos profissionais tanto de atendimento quanto de apoio, não raro sem a qualificação que os permita ter uma visão humanitária face à conjuntura ideal do tratamento.

Por que, então, assumir frontalmente ou nas entrelinhas, uma dificuldade em aceitar o termo humanizar, como se o tomasse por algo que sirva apenas em um contexto filosófico, religioso ou qual seja a seara a que pertença?

Humanizar não significa apenas considerar um universo de causas humanas que possibilitem o melhor acesso ao paciente. Deve-se também considerar todas as pessoas que, de uma forma ou de outra, entram em contato com ele: médicos, enfermeiras, atendentes, nutricionistas, pessoal do corpo administrativo. Todos que fazem parte dessa grande comunidade.

Humanização, conforme ressaltado pelo sanitarista Gastão Wagner de Sousa Campos,[7] "tem relação estrita com os conceitos de defesa da vida e de Paideia" para ele, o primeiro conceito seria o critério adequado para a "orientação da avaliação das políticas públicas". Já o segundo seria o modelo apropriado no sentido de se pensar métodos que almejem

---

[7] CAMPOS, Gastão Wagner de Sousa. "Humanização na saúde: um projeto em defesa da vida?" *Interface:* Comunicação, Saúde, Educação, vol. 9, n.17, pp. 389-406, mar/ago. 2005, Disponível em: <http://www.scielo.br/scielo.php?script=sci_arttext&pid=S1414-32832005000200016&lng=en&nrm=iso>. Acesso em: 25 set. 2014.

o "desenvolvimento integral dos seres humanos, sejam eles doentes, cidadãos saudáveis ou trabalhadores da saúde".

É preciso conscientizar-se de que todos nós fazemos parte de uma rede que pode perder a sua sustentação se houver alguma falha. Essa consciência coletiva, quando voltada para a área da saúde, permite o empoderamento que abrange a todos os envolvidos em favor do atendimento mais adequado. Por este pensamento se depreendem, por exemplo, os princípios da transversalidade, da inseparabilidade de gestão e cuidados, e a autonomia e protagonismo dos atores envolvidos, que norteiam a Política Nacional de Humanização.

Tais princípios encontram consonância no despertar global quanto à consciência de a vida ser uma rede em que todas as tramas precisam estar funcionando satisfatoriamente, em conexão direta, conhecendo-se umas às outras para que haja equilíbrio humanizador nas relações sociais, razão do processo civilizatório.

A propósito do ideal de civilização faz-se necessário, mais do que nunca, resgatar os valores que vêm se perdendo ao longo do tempo, tais como dignidade da pessoa humana, respeito pelo direito alheio, solidariedade, amizade, cooperação, paz, amor ao próximo e o equilíbrio da vida. São essas diretrizes que norteiam um hospital: vida em sua mais ampla acepção.

Os questionamentos ao sistema de gestão, levados em consideração também os fatores sociais, ensejaram a prática do distanciamento entre profissionais e destes com os pacientes. A partir deste distanciamento, engendraram-se reflexões em favor da Humanização da saúde, tornando necessário o surgimento da Política Nacional de Saúde. Os gargalos produzidos por esse gerenciamento traduziram-no a olhos vistos por ineficaz, sobretudo quando passa a refletir a insatisfação daqueles que necessitam dos cuidados a que o sistema se disponibiliza a observar e bem atender.

Diante dessa problemática extensamente debatida, surgiram naturalmente os princípios que norteiam a Política Nacional de Humanização, anteriormente mencionados: a inseparabilidade da gestão e do cui-

A POLÍTICA NACIONAL DE HUMANIZAÇÃO

dado ao usuário do Sistema Único de Saúde, a integralidade, a autonomia e o protagonismo de todos os atores envolvidos – leia-se, profissionais de saúde e trabalhadores em todas as suas esferas, gestores e usuários – e, por fim, o princípio da transversalidade, que proporciona a conectividade entre todos os setores do sistema.

A *inseparabilidade* entre a gestão e o cuidado ao usuário do sistema de saúde parte da premissa de que os trabalhadores da saúde sejam participativos além da área em que atuem especificamente.

A *integralidade*, segundo depreende-se da página web[8] da Rede Humaniza SUS, é um dos princípios constitucionais do Sistema Único de Saúde que vislumbra garantir ao cidadão o direito de acesso a todas as áreas de atenção em saúde, de modo que a atenção integral alcance seu objetivo mediante a integração de ações de uma rede de serviços.

Há que se ressaltar também que a integralidade compreende-se por uma "proposta de abordagem integral do ser humano, superando a fragmentação do olhar e intervenções sobre os sujeitos".

Autonomia, a seu turno, também tomando de empréstimo o entendimento constante no site[9] do Humaniza SUS, "é a produção de sujeitos autônomos, protagonistas e corresponsáveis pelo processo de produção de saúde"; quanto ao protagonismo de todos os atores envolvidos leia-se: profissionais de saúde e trabalhadores em todas as suas esferas de atuação, gestores e usuários.

A *transversalidade*, por sua vez, é o princípio que empresta a conectividade entre todos os setores do sistema de saúde, fomentando a comunicação entre as diversas especialidades, dentro dos grupos (*intra*) e com aqueles com os quais se relacione (*inter*), possibilitando uma visão universal dentro do processo de produção de saúde.

---

[8] REDE HUMANIZA SUS. *Glossário*. Disponível em: <http://www.redehumanizasus.net/glossary/3#letteri>. Acesso em: 08 out. 2014.

[9] REDE HUMANIZA SUS. *Glossário*. Disponível em: <http://www.redehumanizasus.net/glossary/3#letteri>. Acesso em: 08 out. 2014.

É importante perceber que no momento em que a Política Nacional da Humanização se prontifica a lançar bases para um novo gerenciamento que permita ao sistema produzir toda a sua capacidade vital, visa também a dar qualidade aos projetos de cuidados e terapêuticas sob sua responsabilidade, chamando todos os envolvidos a participar ativamente. Não se pode, portanto, prescindir da dependência de uma gestão compartilhada para que se atinja o bem atender. Um aspecto está ligado ao outro, devendo relacionar-se equilibradamente, para alcançar os objetivos fundamentais a que se propõe.

Por fim, ressaltamos três pontos básicos pelos quais devemos buscar entender a humanização da saúde: (i) As equipes multidisciplinares em face da habilidade técnica e princípios técnicos e científicos, além da capacidade de compreensão e comunicação que as qualifiquem; (ii) o ambiente físico no que concerne à arquitetura, higiene, e à solidariedade impressa em cada um dos tantos outros componentes importantes para a arquitetura desse conjunto; e, por fim, (iii) o cidadão-paciente, que é peça-chave em todo o contexto, com deveres e direitos dentro dessa relação complexa de tratamento de saúde, que deve ser entendido como um todo e respeitado em sua individualidade.

Entre as diretrizes propostas encontram-se a cogestão, a valorização do trabalhador, a clínica ampliada, o fomento das redes, a ambiência e o acolhimento. Nelas se encontram inseridos dispositivos como a comunidade ampliada de pesquisa, o projeto terapêutico singular, o acolhimento com classificação de risco e a equipe de referência de apoio matricial. Sobre esses aspectos trataremos nas linhas a seguir.

2.1 COGESTÃO E GESTÃO COMPARTILHADA

Permito-me iniciar este tópico com as considerações do Ministério da Saúde no que concerne ao conceito de gestão, segundo a cartilha Gestão Participativa e Cogestão.[10] A gestão em saúde é conceituada "como

---

[10] MINISTÉRIO DA SAÚDE. Secretaria de Atenção à Saúde. Política Nacional de Humanização da Atenção e Gestão do SUS. *Gestão participativa e cogestão.* 2010.

A POLÍTICA NACIONAL DE HUMANIZAÇÃO

a capacidade de lidar com conflitos, de ofertar métodos, diretrizes, quadros de referência para análise e ação das equipes nas organizações de saúde".

Ainda pelas diretrizes do Ministério da Saúde,[11] "a gestão é um campo de ação humana que visa à coordenação, articulação e interação de recursos e trabalho humano para a obtenção de fins/metas/objetivos". Ou seja, o campo de ação como plataforma disposta para que nela transite o "trabalho humano" valorizado, e, mediante a resolução de interesses próprios e de outrem, alcance a finalidade da realização comum a todas as organizações de saúde, qual seja, alcançar a produção de saúde.

Lançando mão ainda de definições, agora emprestadas do dicionarista Antônio Houaiss,[12] a cogestão define-se pela "gestão exercida em comum por duas ou mais pessoas". A propósito de sua singularidade administrativa, Houaiss a define como o "sistema de gerência em que os funcionários participam, com poderes variáveis, do processo de decisão".

Eis aí a natureza da gestão compartilhada proposta pela Política Nacional de Humanização: uma gestão participativa, que por sua própria essência, para que surta os efeitos esperados, é formalizada pela conexão e comunicação *intra* e *inter* profissionais das áreas de saúde, independente do departamento a que estes pertençam, se clínico, cirúrgico, administrativo, técnico ou de especialidades da área médica, que se suportam mutuamente para que se chegue ao desiderato da intervenção.

É pela *comunicação* que se chega ao conhecimento das necessidades reais de cada setor e de cada região, vivenciadas mediante reuniões entre os trabalhadores, entre as equipes, ou por meio da criação, por exemplo, de comissões que darão conta das realidades, chegando assim, pelo compartilhamento de informações, à descentralização do sistema.

Disponível em:<http://telessaude.saude.ms.gov.br/moodle/file.php/1/Cartilhas_da_PNH/gestao_participativa_cogestao.pdf>. Acesso em: 2 nov. 2014.

[11] MINISTÉRIO DA SAÚDE. Secretaria de Atenção à Saúde. Política Nacional de Humanização da Atenção e Gestão do SUS. *Gestão participativa e cogestão*. pp. 13/14, 2010. Disponível em:<http://telessaude.saude.ms.gov.br/moodle/file.php/1/Cartilhas_da_PNH/gestao_participativa_cogestao.pdf>. Acesso em: 2 nov. 2014.

[12] HOUAISS, Antônio; VILLAR, Mauro de Salles. "Cogestão". *Dicionário Houaiss da Língua Portuguesa*. Rio de Janeiro: Editora Objetiva, 2009, p. 489.

O Ministério da Saúde, por meio da cartilha Gestão Participativa e Cogestão,[13] esclarece que os estabelecimentos de saúde são organizações profissionais compostas por uma "diversidade de sujeitos" com objetivos estratégicos definidos pelo objeto de ação, levando em conta "sua posição na rede de cuidados".

Ainda guiados pelo timbre das lições do mencionado documento publicado pelo Ministério da Saúde, cumpre salientar que as organizações de saúde, por se comporem de saberes e especialidades diversos, diluídos entre "formas de conhecimento, práticas e/ou equipamentos", criam uma interdependência entre si para que alcancem os resultados a que se propõem, necessitando, portanto, que a comunicação se disponibilize como o melhor meio para atingir suas finalidades.

É importante ainda ressaltar a questão da cogestão nas organizações de saúde, tendo em vista a complexidade de seu trabalho, porquanto apresente graus diversos de autonomia para cada um de seus atores, de forma não equiparada, necessitando de supervisões mesmo nos casos administrativos, o que ocasiona a produção de saúde mediante subjetividades diversas, sem qualquer possibilidade do trabalhador agir com espontaneidade.

Este é um aspecto importante ressaltado pelo Ministério da Saúde[14] e que deve ser destacado do modelo de gestão que ocorre há muito nas organizações, em especial nas de saúde: o porquê do modo como é conduzida a gestão nessas entidades. A via tradicional condicionou os trabalhadores a executar seu trabalho sem nenhuma espontaneidade de ação, por acreditar que eram incapazes de gerenciá-la por si mesmos, necessitando, portanto, de avaliação e supervisão para que as executassem a contento, segundo as diretrizes da organização.

Esta é a essência da premissa adotada pelo modelo de administração Taylorista, que leva trabalhadores a produzir apenas mediante

---

[13] MINISTÉRIO DA SAÚDE. Secretaria de Atenção à Saúde. Política Nacional de Humanização da Atenção e Gestão do SUS. *Gestão participativa e cogestão.* pp. 16/17, 2010. Disponível em:<http://telessaude.saude.ms.gov.br/moodle/file.php/1/Cartilhas_da_PNH/gestao_participativa_cogestao.pdf>. Acesso em: 2 nov. 2014.

[14] MINISTÉRIO DA SAÚDE. Secretaria de Atenção à Saúde. Política Nacional de Humanização da Atenção e Gestão do SUS. *Gestão participativa e cogestão.* p. 17, 2010. Disponível em:<http://telessaude.saude.ms.gov.br/moodle/file.php/1/Cartilhas_da_PNH/gestao_participativa_cogestao.pdf>. Acesso em: 2 nov. 2014.

A POLÍTICA NACIONAL DE HUMANIZAÇÃO

incentivos financeiros, fazendo-o debaixo de supervisão e controle, sem qualquer autonomia que exceda aos limites de suas funções. Esse modelo acaba por criar no trabalhador um afastamento dos interesses da empresa, eximindo-se da possibilidade de criar ou sugerir novos métodos, apenas obedecendo ao padrão determinado antes mesmo de seu ingresso aos quadros da organização.

Nesses moldes, o trabalhador deve apenas se alinhar às diretrizes da empresa. Não há espaço para pensar ou sugerir, apenas para repetir e executar o que foi pensado antes dele como sendo o ideal de produção, comandado através de um sistema hierárquico. No entanto, ocorrem diversas falhas nesse sistema, as quais podem ser demonstradas, por exemplo, tanto pelo fato de não levar em conta o real do contexto do usuário e aos seus possíveis anseios, quanto por se eximir de quaisquer responsabilidade na formação do sujeito que está nos quadros da organização.

Isto ocorre porque esse sistema é composto por departamentos que se apresentam como a fragmentação de um organograma, cabendo a cada um deles a execução de seu trabalho predeterminado. Há aí, inevitavelmente, a ausência da comunicação que permitiria a melhoria da atenção básica, sobretudo transformando seus executores parciais, indivíduos alienados ao processo de saúde como um todo. Esse sistema serve apenas para que o objetivo da organização seja cumprido.

É compreensível dizer que o trabalho está vinculado a uma determinada dose de repetição, porém, isso não impede de forma alguma que possa ser exercido mediante o poder de criação que é inerente ao ser humano, e que o ajuda a crescer, fazendo-o sentir-se parte do contexto que inegavelmente ajuda a melhorar.

É importante também, ao falarmos da gestão ou cogestão do sistema de saúde, pensarmos inicialmente na definição de saúde do ponto de vista legal. E é a Constituição Federal[15] o diploma fundamental que

---

[15] BRASIL. *Constituição da República Federativa do Brasil de 1988*. Disponível em: <http://www.planalto.gov.br/ccivil_03/constituicao/constituicaocompilado.htm>. Acesso em: 26 set. 2014.

melhor trata o tema da saúde, pois a define em seu artigo 196 como o "direito de todos e um dever do Estado".

Na sequência, o legislador constituinte direciona as políticas sociais e econômicas como o caminho legítimo que proporciona o "acesso universal e igualitário às ações e serviços para sua promoção, proteção e recuperação". Perceba que a *recuperação da saúde* é a última preocupação da sociedade, tendo em vista a prioridade que dê à sua promoção e proteção. E isso, como dever do Estado, se atrela a aspectos que estão intimamente ligados aos resultados positivos de suas políticas sociais e econômicas.

Afinal, não há como se falar em promoção e proteção da saúde humana sem que o indivíduo tenha acesso a direitos básicos como alimentação balanceada, moradia digna, trabalho, transporte eficiente, saneamento adequado, entre outros. Por isso, dever do Estado. Esse entrelaçamento de responsabilidades e obrigações corrobora o que temos afirmado desde as primeiras linhas desta reflexão: *não se pode alcançar o equilíbrio do sistema de saúde sem que haja uma rede de conexão entre os diversos segmentos da sociedade.*

Não à toa, a condição desses direitos básicos, fatores chamados determinantes e condicionantes da saúde, em harmonia aos direitos garantidos pela Constituição da República, encontra-se impressa[16] no artigo 3º da Lei Federal n. 8.080/90, que regula as ações e serviços de saúde, dispondo sobre as condições para a promoção, proteção e recuperação da saúde. No entanto, um dispositivo se destaca em meio a essa obrigação estatal: essa mesma lei afirma no parágrafo 2º do artigo 2º, que o "dever do Estado não exclui o das pessoas, da família, das empresas e da sociedade".

Ou seja, não há como se eximir de responsabilidades de forma a tomá-las como uma obrigação insular, um dever isolado de apenas

---

[16] BRASIL. *Lei n. 8.080, de 19 de setembro de 1990*. Dispõe sobre as condições para a promoção, proteção e recuperação da saúde, a organização e o funcionamento dos serviços correspondentes e dá outras providências. Disponível em: <http://www.planalto.gov.br/ccivil_03/leis/l8080.htm>. Acesso em: 29 set. 2014.

A POLÍTICA NACIONAL DE HUMANIZAÇÃO

um ente. Nem do Estado, nem do profissional, do trabalhador da saúde ou do usuário. Esse é o raciocínio que sustenta a mudança de gestão do sistema de saúde. Ela só pode ser eficiente se forem partilhadas as corresponsabilidades dos diversos atores que dela se valham, a saber: os profissionais de saúde, os trabalhadores e gestores, tanto quanto o usuário.

Essa corresponsabilidade é corroborada pelo artigo 198 da Constituição Federal enquanto afirme que as ações e serviços públicos de saúde integram uma rede regionalizada e hierarquizada, constituindo um sistema único, sendo organizado pelas diretrizes de *descentralização, atendimento integral* e *participação da comunidade.*

Em que pese haver muito a fazer para melhorar a gestão do sistema de saúde, cumpre dizer que devido à participação social há muito sendo feito e diversas são as conquistas na área da saúde desde o advento da Constituição Cidadã, em 1988. Um exemplo disso são as Conferências e os Conselhos de Saúde, instâncias colegiadas previstas[17] pela Lei n. 8.142, de 28 de dezembro de 1990, que dispõe sobre a participação da comunidade na gestão do Sistema Único de Saúde, avaliando-o em suas respectivas regiões e esferas governamentais e propondo diretrizes.

O estudo[18] organizado pelos sociólogos Elizabeth Barros e Paulo Henrique de Almeida Rodrigues e que representou o resultado do convênio ocorrido em 2008 entre o Conselho Nacional de Secretários de Saúde (CONASS) e a Secretaria de Gestão Estratégica e Participativa (SGEP) do Ministério da Saúde, afirma que as "conferências e conselhos de saúde são, hoje, os principais espaços para o exercício da participação

---

[17] BRASIL. *Lei n. 8.142, de 28 de dezembro de 1990.* Dispõe sobre a participação da comunidade na gestão do Sistema Único de Saúde. Disponível em: <http://www.planalto.gov.br/ccivil_03/leis/l8142.htm>. Acesso em: 29 set. 2014.

[18] BARROS, Elizabeth; RODRIGUES, Paulo Henrique de Almeida (coord.). *As Conferências Nacionais de Saúde:* Evolução e perspectivas. Brasília: CONASS, 2009, p. 11. Disponível em: <http://www.conass.org.br/conassdocumenta/cd_18.pdf>. Acesso em: 27 set. 2014.

e do controle social sobre a implementação da política de saúde em todas as esferas de governo".

A essência dos conselhos e das conferências como espaços de exposição, debates e decisões em favor da saúde, no que concerne ao processo de gestão podem ser comparados às ágoras da *pólis* grega, uma espécie de local aberto onde os homens se reuniam para deliberar sobre diversos assuntos de cunho político que norteariam os rumos daquela sociedade.

Esse ideal de debate, comunicação e decisões em conjunto encontra ressonância nos *conceitos do método de gestão do trabalho* conhecido também por *método-roda*, discutido por Gastão Wagner, e que tem como pressuposto a construção da democracia organizacional pela cogestão.

Muitos são os aspectos positivos em anos de existência do Sistema Único de Saúde, e a Política da Humanização quer preservar e preserva cada uma dessas conquistas, fortalecendo-as e solidificando-as mais ainda. Contudo, quando nos deparamos com realidades lamentáveis no dia a dia de cada usuário e trabalhador do sistema de saúde deste país, qualificadas como desumanas, percebemos com facilidade que sua inserção como política pública é de vital necessidade.

O que dizer das filas intermináveis, muitas delas com senhas que não bastam para todos que precisem de atendimento; da forma de recepção insensível por parte de atendentes administrativos face às pessoas fragilizadas que chegam; dos ambientes degradantes, tanto para o paciente quanto para os trabalhadores; dos isolamentos que afastam os usuários da companhia de seus familiares, denotando insensibilidade e incapacidade de se perceber que doutra forma o doente se sentiria mais protegido; estes, entre tantos outros fatos, infelizmente, exemplificam as resultantes de gestões ineficazes e processos de trabalho ineficientes.

A respeito da corresponsabilidade mencionada anteriormente quando esclarecidos os fatores chamados determinantes e condicionantes para a proteção e promoção da saúde, expressos pela Lei Federal

n. 8.080/90, destacamos a opinião do Dr. José Luiz Riani Costa, doutor em Saúde Coletiva pela UNICAMP e um de nossos entrevistados nos programas da Conexão Médica em favor do debate sobre a Humanização na Saúde, realizados em parceria com a Associação Viva e Deixe Viver, que expôs o tema "Os direitos e deveres do paciente: quem está preparado".

O Dr. José Luiz Riani Costa, que esteve entre 2005 e 2008 à frente do Departamento de Monitoramento e Avaliação da Gestão do SUS, da Secretaria de Gestão Estratégica e Participativa do Ministério da Saúde, ao discorrer sobre o tema de sua entrevista, respondendo à questão do envolvimento de outras áreas como educação e cultura, que transpõem as barreiras na área da saúde, afirma que "a ideia é de um trabalho intersetorial, ou seja, a saúde se relacionando com todos os outros setores da administração pública".

Em seguida, esclarece que ao tempo em que foi secretário municipal de saúde da cidade de Rio Claro, no Estado de São Paulo, muitas foram as situações em que por ocasião de reuniões do secretariado, teve a oportunidade de explicar aos demais secretários a necessidade de compreenderem a importância da abordagem intersetorial, pelo fato de suas pastas estarem diretamente relacionadas com os problemas que chegavam ao pronto-socorro local.

Para exemplificar essa relação, citou "acidentes de trânsito causados pela sinalização não adequada ou má conservação das vias; doenças de veiculação hídrica, porque o saneamento básico faltou", entre outros fatores, inquestionavelmente um espelho do que ocorre em todos os rincões deste país.

Outro fator realçado pelo Dr. Riani Costa, em consonância aos ditames legais aqui mencionados por esteio da proteção e conservação da saúde, é o engajamento da sociedade através da participação popular. Prevista pelo artigo 198 da Constituição Federal, como já dissemos, essa participação é feita especialmente por meio dos conselhos de saúde.

Vislumbra-se um avanço enquanto percebe-se que hoje todos os municípios brasileiros possuem um Conselho Municipal de Saúde e os estados, por sua vez, os seus Conselhos Estaduais, além da existência do Conselho Nacional.

Alinhado pelo disposto na Lei n. 8.142/90, o Conselho, que tem caráter permanente e deliberativo, portanto, não se vincula a partidos políticos e toma decisões. É órgão colegiado composto por representantes do governo, prestadores de serviço, profissionais de saúde e usuários, com o objetivo precípuo de melhorar a gestão.

Cumpre dizer que aquilo que o Conselho decide, ou seja, orientações a serem desenvolvidas e executadas pelo poder público local, seja municipal ou estadual, torna-se a voz dos usuários que, mesmo como representantes de portadores de determinadas patologias ou de categorias, a saber, por exemplo, diabéticos e sindicatos, opinam e decidem não apenas por seus interesses, mas o que for de interesse geral para os usuários do sistema de saúde.

No âmbito das Conferências de Saúde, é importante destacar sua função de avaliar a situação de saúde da população, prestando contas do que fora feito durante os anos de mandato do executivo e, também, propor diretrizes para os anos seguintes.

Isso faz perceber o não atrelamento do plano da saúde em domínio nacional, estadual ou municipal a seus governantes eleitos e respectivos secretários de saúde, mas, sobretudo seu vínculo às decisões dos Conselhos e Conferências de Saúde.

É clara a relação da corresponsabilidade ao princípio da transversalidade enquanto exercida pela participação popular nas reuniões dos Conselhos de Saúde, ou mesmo entre as diversas pastas que compõem as três esferas do poder executivo deste país.

Não obstante tal avanço em favor da melhoria do sistema de saúde, contudo, no que concerne à cogestão dos trabalhos realizados em uma instituição hospitalar, por exemplo, percebe-se a necessidade de cogerência, a fim de possibilitar o trânsito entre as especialidades inerentes a um caso concreto, proporcionando, assim, a ocorrência de um tratamento mais humanizado em favor do paciente.

A POLÍTICA NACIONAL DE HUMANIZAÇÃO

A Política Nacional de Humanização da Atenção e Gestão do SUS acredita e investe na capacitação conjunta entre a produção de saúde e as formas de gestão compartilhada nas instituições, agregando assim conhecimentos que integralizem a atenção básica e a cogestão, a clínica e os interesses políticos, produzindo saúde, enfim.

A transversalidade, como uma porta aberta ao diálogo, encontra no conhecimento fornecido pela transdisciplinaridade das especialidades também um alinhamento ao conceito de ágoras, da *pólis* grega, devidamente ressaltada a sua importância nas reflexões de Gastão Wagner, enquanto propõe o método Paideia para a cogestão do trabalho no sistema de saúde.

Essa proposta modifica a existência de uma cultura que fragmenta o processo de trabalho tanto quanto as relações entre as diversas especialidades, o que causa um desfalque na comunicação entre as equipes, frutos de um ensinamento que vem dos bancos da faculdade, demonstrando, assim, inaptidão no trato das práticas de atenção.

Trata-se, segundo a definição dos autores, Gastão Wagner e Gustavo Tenório, "de um método de gestão do trabalho que tem como pressuposto a construção da democracia organizacional e que tem como objetivo aumentar a capacidade de análise e intervenção dos coletivos".[19]

O que há de ser ressaltado quanto ao método Paideia é o reconhecimento da importância que atribui às finalidades das instituições, a instituição da "produção de sujeitos" (os trabalhadores) em conjunto à "produção de valor de uso para outros (finalidade declarada da instituição) e a sustentabilidade (reprodução da instituição)".[20]

Dessa forma, o método visa ao surgimento de novos espaços a serem ocupados pela cogestão que comportaria a criação de diretrizes que ensejassem

---

[19] CAMPOS, Gastão Wagner de Souza; CUNHA, Gustavo Tenório. "Método Paideia para cogestão de coletivos organizados para o trabalho". *Revista ORG & DEMO*, Marília, vol. 11, n.1, pp. 31-46, jan./jun. de 2010. UNESP. Disponível em: <http://www2.marilia.unesp.br/revistas/index.php/orgdemo/article/viewFile/468/364>. Acesso em: 12 out 2014.

[20] CAMPOS, Gastão Wagner de Souza; CUNHA, Gustavo Tenório. "Método Paideia para cogestão de coletivos organizados para o trabalho". *Revista ORG & DEMO*, Marília, vol. 11, n. 1, p. 33, jan./jun. de 2010. UNESP. Disponível em: <http://www2.marilia.unesp.br/revistas/index.php/orgdemo/article/viewFile/468/364>. Acesso em: 12 out 2014..

a compreensão dos diversos pleitos, determinando a corresponsabilização dos trabalhos, indo além da finalidade declarada da instituição de saúde.

Juntos, esses sujeitos iniciariam uma nova forma de gestão da saúde, substituindo a desgastada forma dominante que reconhece apenas a "produção de valor de uso e a sustentabilidade (principalmente o lucro no caso de empresas capitalistas)", como bem afirmam os citados autores.[21] Ensejaria, por meio da inclusão de novos personagens nas tomadas de decisão, uma divisão muito maior no que concerne às responsabilidades.

Ainda segundo a lição de Gastão Wagner e Gustavo Tenório,[22] três personagens surgem do método Paideia, corresponsáveis na tomada de decisões, a saber, "os usuários com a finalidade declarada ou a produção de valor de uso"; também os "trabalhadores com a produção deles mesmos como sujeitos"; e, por fim, "os gestores ou donos com a sustentabilidade, reprodução da instituição e, nas empresas capitalistas, com a mais valia".

A cogestão, a seu turno, buscaria por meio desses personagens a viabilização dos contratos, que seriam assinados de forma provisória, sujeitos sempre a revisões, possibilitando alcançar o equilíbrio admissível a todos os personagens corresponsáveis.

A razão disso estaria calcada na busca de soluções em conjunto para conflitos, possibilitando a compreensão quanto ao reconhecimento da necessidade de cada um desses atores.

No momento em que Gastão Wagner e Gustavo Tenório propõem as linhas do Método Paideia, eles partem da premissa que o aluno e o profissional da saúde devem exercitar a capacidade de pensar de forma crítica, para que possibilitem a expansão do conhecimento em face de sua inclinação natural para o alargamento da visão, perscrutando a realidade,

---

[21] CAMPOS, Gastão Wagner de Souza; CUNHA, Gustavo Tenório. "Método Paideia para cogestão de coletivos organizados para o trabalho". *Revista ORG & DEMO*, Marília, vol. 11, n. 1, p. 33, jan./jun. de 2010. UNESP. Disponível em: <http://www2.marilia.unesp.br/revistas/index.php/orgdemo/article/viewFile/468/364>. Acesso em: 12 out 2014.

[22] CAMPOS, Gastão Wagner de Souza; CUNHA, Gustavo Tenório. "Método Paideia para cogestão de coletivos organizados para o trabalho". *Revista ORG & DEMO*, Marília, vol. 11, n. 1, p. 33, jan./jun. de 2010. UNESP. Disponível em: <http://www2.marilia.unesp.br/revistas/index.php/orgdemo/article/viewFile/468/364>. Acesso em: 12 out 2014.

trazendo à tona a revelação de seus gargalos e possibilitando acesso real às pessoas e seus anseios.

O Método Paideia é, sobretudo, o compromisso com a essência da democracia, guiando-se pelo uso de conceitos doutrinários que já se mostraram eficientes, e reorganizando aqueles que ainda pedem o alcance do equilíbrio. O compromisso é com as pessoas, com o bem-estar do ser humano e com o sistema de saúde que permita o aprimoramento das políticas públicas.

O sistema visto por esse viés não se fecha a conceitos estanques, engessados, movidos por uma teoria apenas a lhe dizer os rumos, acreditando satisfazer ao equilíbrio, mas permanece aberto, atento às situações que caracterizem a cada caso, em cada região da cidade ou mesmo do país, em face das singularidades peculiares que lhes referenciam, permitindo, sobretudo, a observação à atenção primária.

O Método Paideia reconhece, por exemplo, a existência dos conflitos de interesses dentro do sistema de saúde, e por isso mesmo, de forma equilibrada e coerente, sugere a compreensão da importância que há no pensamento que se abre à observação da realidade para a sua rediscussão, ensejando assim que a vida se perfaça também pela ação política que conscientiza o cidadão quanto aos seus direitos e deveres, convergindo os interesses.

Gastão Wagner e Gustavo Tenório[23] nos apontam a possibilidade de enxergarmos, com sinceridade de pesos e medidas, quanto "as organizações de trabalho ignoram violentamente os interesses dos trabalhadores e, muitas vezes, dos usuários", sendo o retrato de "uma construção histórica" entre tantas outras responsáveis que trouxeram o trato com a saúde aos patamares que se encontram, necessitando de reparos e reconstruções urgentes.

Por isso, é preciso e fundamental repensar todos esses aspectos, resgatando todo o bem que haja em cada contexto, repensando e

---

[23] CAMPOS, Gastão Wagner de Souza; CUNHA, Gustavo Tenório. "Método Paideia para cogestão de coletivos organizados para o trabalho". *Revista ORG & DEMO*, Marília, vol. 11, n. 1, p. 33, jan./jun. de 2010. UNESP. Disponível em: <http://www2.marilia. unesp.br/revistas/index.php/orgdemo/article/viewFile/468/364>. Acesso em: 12 out 2014.

reformulando a realidade humana e social também segundo a situação de cada região, seguindo novos conceitos para a construção de uma nova fase de gestão do sistema de saúde.

O que move a necessidade de mudança desses paradigmas, por exemplo, é a clara ineficácia existente nesse desgastado modo de organização tradicional, que compromete a legitimidade da função social das instituições de saúde – ou mesmo da educação – legitimidade geralmente proporcionada na concessão de poder maior a apenas um de seus atores, sendo o motivo principal do desequilíbrio.

E, cumpre dizer ainda, persiste o excesso de burocracia no sistema de saúde, gargalo que impede o avanço a um atendimento eficaz, distorcendo todo o seu conceito principal que é atender ao usuário de forma a proporcioná-lo acolhimento e não aborrecimentos. A mesma medida vale para os trabalhadores do sistema.

Assim, Paideia nos dá a conscientização, sobretudo, da valorização do apoio entre todos esses personagens que compõem o sistema de saúde, mediando de forma eficiente os conflitos de interesse e voltando-se à necessidade da atenção primária na saúde coletiva. Tamanha valorização, proposta pelo Método Paideia de cogestão, se insere para reconhecer, incentivar e capacitar o desenvolvimento de cada pessoa.

Importa-nos admitir que, inclusive por nossa limitação humana enquanto capazes de enxergar apenas os próprios interesses, possamos repensar nossos comportamentos em favor de relações mais humanas. Assim, crescerá e se humanizará o sistema de saúde como também crescemos nós à medida que se possibilite a abertura de novos conceitos de gestão, a saber, da cogestão proposta a partir do Método Paideia, respeitando o contrato, mas também ao ser humano com quem por ele se estabeleçam as cláusulas humanas de atendimento primário.

O porquê de todo esse debate e convite à reflexão encontra suporte na base do Estado Democrático de Direito, que, como dissemos, respeita aos contratos, mas também é regido pela lei. E por essa mesma lei ter avançado significativamente desde a última grande guerra, tornando efetivo o reconhecimento mundial dos direitos humanos e dos direitos fundamentais, que tal convite à reflexão é feito em favor da mudança de paradigmas ultrapassados, mas que ainda coexistem com necessidades amparadas pelo direito.

Para mediarmos os conflitos de interesses e garantirmos os direitos humanos, seja pela visão que entrega e sustenta o fundamental para uma vida digna, seja pela visão humana que respeita o homem como um ser livre para formar sua opinião conforme os fatos que estejam diante dele, expressando livremente suas ideias, encontra-se na noção original grega de Paideia, a consciência do homem político em seu conceito mais puro e democrático, que se volta para o equilíbrio das relações humanas.

Este novo comportamento nos possibilita, inclusive, vislumbrar e compreender que muitos de nossos conceitos são claros somente a nós mesmos, não alcançando compreensão aos olhos de outros, e da mesma forma o seu sentido inverso, enquanto somos incapazes de compreender as necessidades vivenciadas por outros homens. Tal limitação encontra sustentáculo em discursos que se equilibram ora entre a compreensão subjetiva, ora concreta dos fatos.

Por isso a necessidade do debate, e, se me permitem a comparação, com tamanha intimidade de aproximação que poderíamos vislumbrá-lo como que ao redor de uma fogueira, onde se sabe, os ânimos estão tranquilos, a conversa se presta à atenção dos ouvintes e nada mais interessa ao redor do que a luz que está no centro do debate. Aquela que é capaz de aquecer e iluminar a todos ao redor.

Outro importante ponto colocado pelos mencionados autores[24] por intermédio do Método Paideia à disposição do debate é a crítica feita às organizações quando dissecada a gestão que nelas se encontra, revelando ser conduzida à base dos princípios tayloristas surgidos à época da revolução industrial, já não mais condizentes ao "cotidiano das organizações contemporâneas".

---

[24] CAMPOS, Gastão Wagner de Souza; CUNHA, Gustavo Tenório. "Método Paideia para cogestão de coletivos organizados para o trabalho". *Revista ORG & DEMO*, Marília, vol. 11, n. 1, p. 34, jan./jun. de 2010. UNESP. Disponível em: <http://www2.marilia.unesp.br/revistas/index.php/orgdemo/article/viewFile/468/364>. Acesso em: 12 out 2014.

À medida que se disseca a administração das gestões hospitalares, percebe-se a introjeção maciça desses princípios a nortear os rumos das organizações, que podem ser facilmente evidenciados na maioria delas enquanto, por exemplo, na lição dos referidos autores[25] as encontramos quando da "especialização e seleção instrumental do trabalhador", ou na "ideia de que cada trabalho tem uma única e melhor forma de ser realizado", ou ainda pelo princípio que separa aqueles que "pensam, sabem e decidem de quem executa o trabalho, não sabe e obedece".

Formando em especial esta última evidência, depreende-se que tais princípios decorrem da premissa que enaltece muito mais as hierarquias que disciplinam do que a capacidade que encontra maior interação pela equipe. Isto se dá enquanto é realizada a distribuição dos poderes maiores e menores, inerentes a cada setor da organização, minimizando o poder da comunicação.

Com essa distribuição e hierarquização de poderes o atendimento passa a concentrar a responsabilidade-resultado apenas a quem tenha o comando da equipe e não a ela toda, por corresponsabilidades que se comunicam em favor do objetivo comum que é a produção de saúde, a levar em conta a premissa da humanização do ambiente e consequentemente no trato com o paciente.

Ainda que haja alguma comunicação, ela é feita apenas por um profissional específico a seu superior, por exemplo, de um enfermeiro ao enfermeiro-chefe, de um médico a um médico-chefe, e não de forma linear em que todos se permitam comunicarem entre si.

O que se vê comumente no serviço de saúde é uma organização de trabalho em que o conhecimento que prepondera entre os saberes das especialidades é o que dirige os rumos a serem tomados no tratamento, sem que se dê atenção à particularidade de que todos devam estar voltados em conjunto, dividindo corresponsabilidades, em favor do objetivo principal que é a produção de saúde e não tão somente a cura de uma doença.

---

[25] CAMPOS, Gastão Wagner de Souza; CUNHA, Gustavo Tenório. "Método Paideia para cogestão de coletivos organizados para o trabalho". *Revista ORG & DEMO*, Marília, vol. 11, n. 1, p. 34, jan./jun. de 2010. UNESP. Disponível em: <http://www2.marilia. unesp.br/revistas/index.php/orgdemo/article/viewFile/468/364>. Acesso em: 12 out 2014.

A POLÍTICA NACIONAL DE HUMANIZAÇÃO

O mesmo acontece na educação, conforme adverte a lição de Gastão Wagner e Gustavo Tenório na obra até aqui mencionada. A frequência de "responsabilização parcial por um conteúdo parcial" é notória, cabendo ao aprendiz "a responsabilidade global" do aprendizado, tanto quanto a compreensão da "construção de vínculo afetivo, definição de prioridades e estratégias compartilhadas", o oposto, ressalte-se, segundo a plataforma proposta pelo Método Paideia, segundo as linhas do debate sugerido.

O resultado dessa linha de trabalho, na verdade, mostra-se incapaz de garantir a interação entre os trabalhadores nas instituições, proporcionando uma ineficiência nas ações que se voltem ao usuário e à eficaz produção de saúde, o que acaba por desmotivar sobremaneira aos responsáveis pelas práticas, acarretando um distanciamento, inclusive, dos usuários no que diz respeito ao alcance que deveriam ter por sua própria corresponsabilização no processo de tratamento.

Para que se efetive, portanto, o rumo da gestão compartilhada, da cogestão de saúde, será preciso, sobretudo, alterar os paradigmas que norteiam o serviço de saúde, reorganizando o modo de trabalho, tomando de empréstimo as bases dessa consciência ainda nos bancos acadêmicos. Corresponsabilidades devem ser tomadas como lugar comum entre as práticas clínicas, tanto quanto no que concerne aos trâmites do gerenciamento administrativo entre os trabalhadores, sendo conscientizada a sua importância desde o início do processo de formação do profissional.

No momento em que mencionamos anteriormente a importância que há no pensamento que se abre à observação da realidade e dessa forma enseja que o cidadão se movimente na sociedade através da consciência política que lhe confere conhecer seus direitos e deveres, confere-se alinhamento ao pensamento Paideia que se opõe à burocracia que denuncia a ineficiência dos métodos existentes, tanto quanto limita a eficácia do desiderato a que se propõe o sistema de saúde, que é proporcionar atendimento de qualidade.

É preciso, portanto, pensar o sistema de saúde a partir do enxugamento dessa burocracia excessiva e limitadora, que se encontra em políticas e ideologias ultrapassadas, em especial conduzidas ao sabor de governantes ou partidos políticos que se mostram notoriamente inefi- cientes quanto à visão do todo, em que a resposta passe a sugerir os caminhos onde o frescor do pensamento e a alta capacidade de com- preender os fatos só os princípios da democracia podem proporcionar.

A comunicação na cogestão é importante, inclusive, para se rever- ter o pouco conhecimento dos interesses e anseios por parte dos trabalha- dores de saúde e os usuários, dos docentes em face de seus aprendizes, e destes em relação ao que pensam as comunidades. Os resultados que de se podem depreender de seu exercício, são a eficácia do atendimento e a motivação do trabalhar em equipe, em que se efetiva a produção de saúde em seu universo mais amplo e democrático como é de sua essência.

A luta por essa mudança se deu a partir do instante em que se percebe-se a criação de um sistema de saúde, e mesmo de educação, bastante fragmentado, em que os verdadeiros anseios são desconhecidos entre todos os personagens que da instituição se valem, isto porque aprenderam apenas a vivenciar, analisar e pensar as situações e as neces- sidades, conforme interesses apenas individuais.

Não restam dúvidas quanto à falência desse modelo, necessitando ressuscitar o sistema pela oxigenação democrática da cogestão. A oxige- nação democrática das instituições, com participação de trabalhadores e usuários, a implementação da comunicação como forma de abertura que se atenta às respostas a caminhos propostos por outras especialidades e a gestão compartilhada que pressupõe corresponsabilidades são algumas das vias que hão de proporcionar o equilíbrio que se espera para o ob- jetivo comum quando se pensa em produção de saúde.

A forma como isso se faz é pela construção diária, atendendo às necessidades, debatendo prioridades, propondo sugestões e alternativas que se implementem por meio da comunicação coletiva que revele, inclusive, as realidades locais, os anseios dos usuários tanto quanto dos trabalhadores. Portanto, como se pode perceber, tal método não leva em conta jamais um meio, como já dissemos, estanque, que venha a engessar o desiderato da produção de saúde e de sujeitos em uma única fórmula de sucesso.

A POLÍTICA NACIONAL DE HUMANIZAÇÃO

Pela ausência de igualdade entre os interesses de classes sociais, assim como também entre os profissionais de saúde e os usuários do sistema de saúde é que se faz necessária a democratização, para que se alcance o respeito e garanta o direito de acesso à saúde. A intercomunicação em rede entre as instituições também concretiza esse direito.

A cogestão traz em si a necessidade dessa intercomunicação em rede, impressa por liberdade e autonomia. Para tanto, é preciso criar mecanismos que garantam essa comunicação entre esses grupos, todos em favor do efetivo direito à saúde, afinal, é preciso garantir a interferência dos usuários e dos trabalhadores na saúde, mediante a internalização dessa comunicação entre os setores, sejam eles municipais ou estaduais.

Essa comunicação leva também à adoção de um ponto de vista orgânico dentro do processo de saúde. Os casos não são tão simples para que se aceite impunemente a uma teoria fechada, como se pudesse responder a todos os questionamentos mediante uma tão somente especialidade. Basta que se tome o exemplo em que duas pessoas portadoras de uma mesma patologia venham a responder de maneiras diferentes com seu comportamento diante da vida.

Por isso a necessidade, por exemplo, da introjeção de projetos terapêuticos singulares, de onde se partiriam não mais apenas análises de casos clínicos, mas, sobretudo de projetos clínicos. Esta substituição é benéfica, inclusive porque suprime o hábito da inobservância de um paciente de forma mais atenciosa apenas por justificar a responsabilidade de outras especialidades. Torna-se imperioso dar lugar a procedimentos inseridos a um contexto em que a comunicação interdisciplinar se faça presente, em favor do paciente tanto quanto da própria formação profissional.

Também é de igual quilate a forma como os gestores vislumbrados pela Política Nacional de Humanização passam a se movimentar, ouvindo as equipes, considerando as propostas que lhes chegam dos colegiados após debates exaustivos que consigam traduzir os anseios dos usuários e dos trabalhadores, adaptando-as, se necessário, à realidade local tomando decisões, sobretudo de forma a considerar a voz coletiva e jamais centralizando o poder.

Somente dessa maneira é possível aumentar a estima dos trabalhadores e a participação dos usuários que são o fim de todo o sistema, proporcionando assim a capacidade de criar soluções criativas para o objeto comum que é a produção de saúde, da mesma forma que se faz necessária a produção de sujeitos.

O método Paideia que vem a ser sugerido por Gastão Wagner e Gustavo Tenório se sustenta também sobre o conceito de coprodução de sujeitos. Ao mencionar esse aspecto no referido artigo[26] fazem uma pequena digressão a respeito do significado da palavra sujeito, levando-nos a conhecer o que do indivíduo fora feito enquanto foco para sujeição ou inclusão.

A sujeição a que se referem é tomada em dois sentidos: a que encontra empréstimo na tradição filosófica de que embora o sujeito esteja submetido à razão universal de suas relações com o mundo, é em face de "verdades externas ou separadas do mundo real e afetivo". Contudo, é alguém capaz de recriar-se como pessoa, indo além de um sistema cartesiano, em que o universo entre razão e afeto pode ser superado.

Por outro lado, ao citar a lição de Nahman Armony,[27] Gastão Wagner e Gustavo Tenório mencionam o aspecto do indivíduo que se viu sujeito a um sistema neoliberal, que não raro se torna impiedoso enquanto destaca a importância do esquema econômico em detrimento do ser humano, razão pela qual se esteia em uma dentre as muitas justificativas

---

[26] CAMPOS, Gastão Wagner de Souza; CUNHA, Gustavo Tenório. "Método Paideia para cogestão de coletivos organizados para o trabalho". *Revista ORG & DEMO*, Marília, vol. 11, n. 1, p. 35, jan./jun. de 2010. UNESP. Disponível em: <http://www2.marilia. unesp.br/revistas/index.php/orgdemo/article/viewFile/468/364>. Acesso em: 12 out 2014.

[27] ARMONY, Nahman. "*Borderline:* uma outra normalidade". Rio de Janeiro: Revinter, 1998, pp. 138/139. *apud* CAMPOS, Gastão Wagner de Souza; CUNHA, Gustavo Tenório. "Método Paideia para cogestão de coletivos organizados para o trabalho". *Revista ORG & DEMO*, Marília, vol. 11, n. 1, pp. 31-46, jan./jun. de 2010. UNESP. Disponível em: <http://www2.marilia.unesp.br/revistas/index.php/ orgdemo/article/viewFile/468/364>. Acesso em: 12 out 2014.

A POLÍTICA NACIONAL DE HUMANIZAÇÃO

que propõem o retorno às bases da humanização, hoje retomada em debate, inclusive e sobretudo, na área de saúde.

Por que os mencionados autores fazem essa digressão quanto ao significado do homem enquanto sujeito submetido a esta ou aquela linha de pensamento? Para, justamente, poder saltar aos nossos olhos a compreensão da coprodução sugerida pelo Método Paideia.

Ao apontar as diversas razões que possam determinar o sujeito individual ou coletivo enquanto capazes de escolhas, concluem que nenhuma delas pode e deve ter voz uníssona como se detentora de uma única verdade, ainda que necessário se faça a observância de alguns de seus termos, a fim de agregar aos rumos da cogestão.

Cumpre salientar que a divisão de sujeitos, acima mencionada na voz de Gustavo Tenório enquanto cita a lição de Gastão Wagner, entende ser o sujeito coletivo aquele "grupo de indivíduos, ao constituir certa organicidade, um compartilhamento de interesses, valores e relações".[28]

As prioridades e as relevâncias são, no entender dos autores, atenções que formam uma única pedra de toque a se tornar premissa para todo entendimento e reformulação das práticas que permeiam o sistema de saúde. A estas, a saber, referem-se as práticas educacionais a serem debatidas ainda na academia, como também em face da clínica e das gestões se faz necessário relevar todos os seus aspectos, convergindo o que seja benéfico para o atendimento do usuário e valorização do profissional.

Dada à maneira como é incentivada a prática do distanciamento afetivo no sistema de saúde, comportamento que caracteriza muitos entre os personagens que o compõem – ainda que de forma velada – percebe-se a sua consequência no enrudecer das relações de trabalho e de seus integrantes com os usuários do sistema, ocasionando uma desatenção entre os membros das instituições, no sentido da realização do produto primário do ofício que é a produção de saúde sob o ponto de vista mais humano que se possa alcançar.

---

[28] CAMPOS, Gastão Wagner de Souza. "Um método para análise e cogestão de coletivos". São Paulo: Hucitec, 2000, *apud* CAMPOS, Gastão Wagner de Souza; CUNHA, Gustavo Tenório. "Método Paideia para cogestão de coletivos organizados para o trabalho". *Revista ORG & DEMO*, Marília, vol. 11, n. 1, p. 36, jan./jun. de 2010. UNESP. Disponível em: <http://www2.marilia.unesp.br/revistas/index.php/orgdemo/article/viewFile/468/364>. Acesso em: 12 out 2014.

No instante em que Gastão Wagner e Gustavo Tenório mencionam em seu artigo ser "o objetivo do método o aumento da capacidade de análise e intervenção", apontam para a sabedoria em lidar com todos esses aspectos a que se vê inserido o sujeito, acolhendo aquilo que for produtivo e que traga consigo a carga de humanidade que se espera, intervindo segundo a necessidade terapêutica concreta.

A absorção desse conceito de coprodução como instrumento de cogestão, segundo lição depreendida do referido artigo,[29] "possibilita a composição e a construção de um conhecimento singular transdisciplinar nas equipes multiprofissionais", somente possível enquanto norteada por escolhas em face de prioridades primárias, possibilitando a compreensão essencial da humanização.

Os autores em tela, Gastão Wagner e Gustavo Tenório,[30] ressaltam que para o Método Paideia é de suma importância atentar ao que chamam "núcleos temáticos de análise". Isto porque, percebem, há uma "fragmentação temática" arraigada pelos corredores das instituições, de forma que se acabe por submeter a opinião das pessoas através do controle do conhecimento de cada um.

A hierarquia prevalece. Especialidades devem ser discutidas por quem é da área tão somente, sem que haja a possibilidade de ouvir a quem a ela não pertença, a não ser por conveniência que se faça necessária. No mesmo diapasão, decisões de gestão e interesses da instituição cabem apenas aos que pertencem aos quadros de comando. Ou seja, aqueles que não tenham voz reconhecida no meio não podem opinar.

Na mesma linha de pensamento, os sentimentos afetivos pelos pacientes e usuários devem ser deixados à margem, devendo ser atendidos mediante terapias. Humanizar para comunicar, ou comunicar para humanizar?

---

[29] CAMPOS, Gastão Wagner de Souza; CUNHA, Gustavo Tenório. "Método Paideia para cogestão de coletivos organizados para o trabalho". *Revista ORG & DEMO*, Marília, vol. 11, n. 1, p. 35, jan./jun. de 2010. UNESP. Disponível em: <http://www2.marilia. unesp.br/revistas/index.php/orgdemo/article/viewFile/468/364>. Acesso em: 12 out 2014.

[30] CAMPOS, Gastão Wagner de Souza; CUNHA, Gustavo Tenório. "Método Paideia para cogestão de coletivos organizados para o trabalho". *Revista ORG & DEMO*, Marília, vol. 11, n. 1, pp. 37/38, jan./jun. de 2010. UNESP. Disponível em: <http://www2.marilia. unesp.br/revistas/index.php/orgdemo/article/viewFile/468/364>. Acesso em: 12 out 2014.

A POLÍTICA NACIONAL DE HUMANIZAÇÃO

O método, portanto, se presta a esclarecer e orientar quanto à presença constante desses conflitos e sujeitos coletivos e como saber lidar com eles. Não há como ignorá-los, afinal, fazem parte do contexto organizacional tradicional. Logo, lidar com esses aspectos da melhor maneira possível, ainda que tenha que se submeter aos ditames hierárquicos, é a saída para que a evolução da cogestão tome proporções únicas.

Os núcleos temáticos, nesse contexto, são a consequência natural dessa orientação e Gustavo Tenório cita o artigo[31] de Gastão Wagner para demonstrar que eles se dividem entre os polos da produção de valor de uso (resultados: produtos ou serviços) e o da produção de sujeitos.

No campo da produção e valor de uso os temas se analisariam a partir do "objeto de trabalho, das equipes práticas e meios de trabalho, do campo e núcleo dos profissionais, dos resultados e dos objetivos". No campo da produção de sujeitos individuais e coletivos busca-se analisar temas como "oferecimentos, objeto de investimento, ideal e grupo, espaços coletivos e capacidade de intervenção".

A esses polos faz-se necessária a intermediação conjunta dos saberes, das diretrizes e valores, e mesmo da política e do poder. Contudo, jamais por meio de uma ordem estanque, hierárquica no sentido de obediência cega em que uma teoria tradicional e única pudesse dirigir esses polos, mas guiados por um processo gerencial subjetivo que considere a sensibilidade dos casos concretos, tendo a comunicação como plataforma para a compreensão e alcance do desiderato a que se propõe a cogestão.

Para a compreensão da aplicação desses temas, Gustavo Tenório e Gastão Wagner[32] orientam a sua necessária correlação, interligando-os para

---

[31] CAMPOS, G. W. S. "Um método para análise e cogestão de coletivos". São Paulo: Hucitec, 2000, *apud* CAMPOS, Gastão Wagner de Souza; CUNHA, Gustavo Tenório. "Método Paideia para cogestão de coletivos organizados para o trabalho". *Revista ORG & DEMO*, Marília, vol. 11, n. 1, p. 38, jan./jun. de 2010. UNESP. Disponível em: <http://www2.marilia.unesp.br/revistas/index.php/orgdemo/article/viewFile/468/364>. Acesso em: 12 out 2014.

[32] CAMPOS, Gastão Wagner de Souza; CUNHA, Gustavo Tenório. "Método Paideia para cogestão de coletivos organizados para o trabalho". *Revista ORG & DEMO*, Marília, vol. 11, n. 1, p. 39, jan./jun. de 2010. UNESP. Disponível em: <http://www2.marilia.unesp.br/revistas/index.php/orgdemo/article/viewFile/468/364>. Acesso em: 12 out 2014.

que produzam os efeitos da cogestão. Assim, mediante exemplos como: "estaria o objetivo declarado de uma organização ou de uma equipe em sintonia com os meios e práticas utilizados? Com os resultados?", pode-se perceber a inclusão de questionamentos antes não usuais na gestão tradicional.

Quanto ao objeto de investimento da equipe, por exemplo, ainda no mesmo raciocínio registrado pelo artigo em tela, os autores sugerem a pergunta que indaga o "que os trabalhadores da equipe gostam de fazer, em que investem sua energia?". Por meio dela tentam demonstrar um procedimento natural das instituições de saúde que, pode-se dizer inconscientemente, investem em profissionais que gostam apenas de realizar "diagnóstico de doenças raras (raciocínio clínico) e desprezam a terapêutica".

Dessa forma, afirmam os referidos autores[33], como exemplo, que nas "escolas médicas tradicionais, não apenas costuma-se valorizar mais o diagnóstico do que a terapêutica, como se valoriza o diagnóstico de doenças raras", desprezando assim a importância de outras especialidades, o que de certa forma acaba por distorcer a finalidade primária que é a produção de saúde.

Nesse diapasão, compreende-se que a causa pode ser encontrada também desde o sistema de educação, que imprime um exercício do raciocínio que leva os alunos a apreenderem o conhecimento apenas pela assimilação, sem lhes incentivar a possibilidade de enxergar outros caminhos, pensando apenas de forma tradicional, sem que se ocupem em vislumbrar novos meios que ultrapassem o que lhes seja proposto de forma, por que não dizer, cartesiana.

Gustavo Tenório e Gastão Wagner citam no artigo aqui mencionado a equipe de referência e apoio matricial como formas de adaptação inseridas na reorganização para a cogestão. A equipe de referência se daria nos locais em que haja trabalhos em equipe e está ligada às responsabilidades. Ao invés de "pessoas se responsabilizarem

---

[33] CAMPOS, Gastão Wagner de Souza; CUNHA, Gustavo Tenório. "Método Paideia para cogestão de coletivos organizados para o trabalho". *Revista ORG & DEMO*, Marília, vol. 11, n. 1, p. 39, jan./jun. de 2010. UNESP. Disponível em: <http://www2.marilia. unesp.br/revistas/index.php/orgdemo/article/viewFile/468/364>. Acesso em: 12 out 2014.

A POLÍTICA NACIONAL DE HUMANIZAÇÃO

predominantemente por atividades e procedimentos",[34] responsabili-zar-se-iam por pessoas.

Equipara-se ao trabalho realizado pela Equipe de Saúde da Família, pois os trabalhadores se responsabilizam por um determinado número de pessoas ou leitos dentro de um hospital, acompanhando-as cor-responsavelmente. Não obstante isso, a equipe de referência também se torna responsável "por uma coordenação interdisciplinar".

Dessa forma, conforme a lição dos mencionados autores, a equipe de referência iria de encontro ao padrão gerencial Taylorista, pelo qual normalmente o poder se atrela à especialidade fragmentada pela divisão: "por corporações e não por coordenações de equipes interdisciplinares".

Ao invés de chefias de especialidades, uma coordenação para toda a equipe, permitindo a interdependência dos profissionais, e aumentando a possibilidade da comunicação entre todos, assim como também os resultados positivos uma vez que estejam voltados para um número específico de usuários.

Quanto ao apoio matricial, o artigo de Campos e Cunha menciona a aula lecionada por Campos no curso de Gestão da Clínica na Atenção Básica, em Fortaleza no ano de 2007, para explicar que o apoio matricial é fornecido por profissionais que compõem "equipes ou serviços em uma rede complementar" que dão sustentação, quando necessária, à equipe de referência.

Ainda em alusão à lição do referido artigo, continuam os seus autores para afirmar que o apoio matricial tem "duas dimensões: suporte assistencial e técnico-pedagógico". A primeira, qual seja a dimensão assistencial, é a que demanda "uma ação clínica direta com os usuários e a ação técnico-pedagógica, uma ação de apoio educativo com e para a equipe".[35]

---

[34] CAMPOS, Gastão Wagner de Souza; CUNHA, Gustavo Tenório. "Método Paideia para cogestão de coletivos organizados para o trabalho". *Revista ORG & DEMO*, Marília, vol. 11, n. 1, p. 40, jan./jun. de 2010. UNESP. Disponível em: <http://www2.marilia.unesp.br/revistas/index.php/orgdemo/article/viewFile/468/364>. Acesso em: 12 out 2014.

[35] CAMPOS, Gastão Wagner de Souza; CUNHA, Gustavo Tenório. "Método Paideia para cogestão de coletivos organizados para o trabalho". *Revista ORG & DEMO*, Marília, vol. 11, n. 1, p. 40, jan./jun. de 2010. UNESP. Disponível em: <http://www2.marilia.unesp.br/revistas/index.php/orgdemo/article/viewFile/468/364>. Acesso em: 12 out 2014.

Com relação às equipes de referência e o apoio matricial, a cartilha *Gestão participativa e Cogestão*, do Ministério da Saúde,[36] os explicita como o "fomento da participação ativa de usuários, familiares e redes sociais no cotidiano de serviços de saúde"

No que concerne às equipes de referência, o Ministério da Saúde atribui ser uma forma de "reorganização do processo e gestão do trabalho", compostas "a partir de núcleos de competências e responsabilidades, considerando uma série de princípios e diretrizes da atenção à saúde", modificando a lógica de que "todos cuidam de todos quando, de fato, ninguém é responsável por ninguém".

Quanto ao apoio matricial, a cartilha o traduz, corroborando o que já mencionamos pela lição da Gastão Wagner, pela "integração em rede de serviços e práticas de saúde", tomando por parâmetro uma equipe de referência, uma vez que estas necessitem "de apoio técnico especializado para aumentar sua capacidade de resolver problemas".

À divisão do apoio matricial, anteriormente mencionada por Gastão, o Ministério da Saúde[37] atribui os termos de natureza técnica e política; a primeira voltada para a "saúde pública" e a segunda por ligar-se "às atividades de gestão, bem como comunicação e educação em saúde".

Gastão Wagner[38] ensina que a Humanização da Saúde é uma "mudança das estruturas, da forma de trabalhar" e, sobretudo, "das pessoas". Afirma ainda que não há como solidificar os novos rumos propostos pelo projeto de humanização, sem que passe pela "democratização das relações interpessoais".

---

[36] MINISTÉRIO DA SAÚDE. Secretaria de Atenção à Saúde. Política Nacional de Humanização da Atenção e Gestão do SUS. *Gestão participativa e cogestão.* Brasília: Ministério da Saúde, 2009, pp. 46/48. Disponível em: <http://bvsms.saude.gov.br/bvs/publicacoes/gestao_participativa_cogestao.pdf>. Acesso em: 10 nov. 2014.

[37] MINISTÉRIO DA SAÚDE. Secretaria de Atenção à Saúde. Política Nacional de Humanização da Atenção e Gestão do SUS. *Gestão participativa e cogestão.* Brasília: Ministério da Saúde, 2009, pp. 46/48. Disponível em: <http://bvsms.saude.gov.br/bvs/publicacoes/gestao_participativa_cogestao.pdf>. Acesso em: 10 nov. 2014.

[38] CAMPOS, Gastão Wagner de Sousa. "Humanização na saúde: um projeto em defesa da vida?" *Interface,* Botucatu, V. 9, n. 17, pp. 398–400, Ago. 2005. Disponível em: <http://www.scielo.br/scielo.php?script=sci_arttext&pid=S1414-32832005000200016&lng=en&nrm=iso>. Acesso em: 25 set. 2014.

A POLÍTICA NACIONAL DE HUMANIZAÇÃO

Tais conceitos, princípios fundamentais para os rumos que se pretende para a produção de saúde humanizada no Brasil, são devidamente ressaltados pelo Ministério da Saúde, enquanto destacados como o meio que proporcionará o êxito da cogestão de trabalho proposta pela Política Nacional de Humanização.

Nessa linha, o material[39] veiculado pelo Ministério da Saúde para o esclarecimento público explicíta que "toda organização é um coletivo que se organiza para produzir bens e/ou serviços", portanto, todos "os serviços, as equipes e as unidades de saúde são um coletivo que se organiza para produzir saúde". O sistema de cogestão, por sua vez, é a própria "ampliação da democracia nas organizações de saúde", correspondendo ao "trabalho como espaço de produção de sujeitos mais livres, autônomos e capazes de contrair responsabilidades".

Desta forma, em especial contraindo responsabilidades, que como já dissemos agora se renova pelo aspecto de corresponsabilidade existente dentro do novo contexto, a cogestão permite opiniões diversas, posto que não é mais necessária a renúncia dos interesses também diversos, tal qual acontece no processo de trabalho Taylorista, possibilitando aos atores participar das decisões, aproximando assim clínica e gestão, e esta, consequentemente, da produção de saúde. Tudo devidamente compartilhado pelos espaços coletivos, com decisões analisadas e redirecionadas por meio dos colegiados, do método roda, usando do termo adotado em Paideia por Gastão Wagner, e mesmo através de encontros informais, como afirma a lição[40] destacada pelo Ministério da Saúde, estimulando a comunicação horizontal.

Outro dispositivo para a Política de Humanização, ressaltado por Gastão Wagner e Gustavo Tenório assim como pelas orientações do Ministério da Saúde, a fim de que se estimule a participação ativa de

---

[39] MINISTÉRIO DA SAÚDE. Secretaria de Atenção à Saúde. Política Nacional de Humanização da Atenção e Gestão do SUS. *Gestão participativa e cogestão*. Brasília: Ministério da Saúde, 2009, pp. 46-48. Disponível em: <http://bvsms.saude.gov.br/bvs/publicacoes/gestao_participativa_cogestao.pdf>. Acesso em: 10 nov. 2014.

[40] MINISTÉRIO DA SAÚDE. Secretaria de Atenção à Saúde. Política Nacional de Humanização da Atenção e Gestão do SUS. *Gestão participativa e cogestão*. Brasília: Ministério da Saúde, 2009, pp. 46-48. Disponível em: <http://bvsms.saude.gov.br/bvs/publicacoes/gestao_participativa_cogestao.pdf>. Acesso em: 10 nov. 2014.

usuários e familiares no processo de saúde é o Projeto Terapêutico Singular, também conhecido como Projeto Terapêutico Individual.

Trata-se, segundo a lição de Wagner e Cunha,[41] de um conjunto de "propostas de condutas terapêuticas articuladas, voltadas para um sujeito individual ou coletivo como resultado da discussão grupal de uma equipe interdisciplinar, com apoio matricial caso seja necessário". Para o Ministério da Saúde,[42] "um instrumento de organização e sistematização do cuidado construído entre equipe de saúde e usuário, considerando singularidades do sujeito e a complexidade de cada caso".

O Projeto Terapêutico Singular se volta para as situações que tenham características de maior complexidade, sendo, portanto, tomadas decisões mediante análise de discussão da equipe. Ele teve seu avanço pós-reforma psiquiátrica, e no campo do tratamento de saúde mental foi o que mais se desenvolveu, buscando soluções que fossem além dos diagnósticos e consequentes medicações. Presta-se a ouvir todas as opiniões da equipe e assim definir melhores propostas ao paciente.

Percebe-se, inclusive pela adoção do termo singular, a importância atribuída ao sujeito mediante toda a sua individualidade, respeitando as diferenças, e sobretudo, não incluindo os sujeitos em uma categoria patológica. Gastão Wagner e Gustavo Tenório[43] determinam quatro etapas para entender o Projeto Terapêutico Singular: definição de hipóteses diagnósticas; definição de metas; divisão de responsabilidades; e, por fim, reavaliação.

Para o quesito "definição de hipóteses diagnósticas" os referidos autores de pronto citam a recomendação mencionada na obra de Gustavo

---

[41] CAMPOS, Gastão Wagner de Souza; CUNHA, Gustavo Tenório. "Método Paideia para cogestão de coletivos organizados para o trabalho". *Revista ORG & DEMO*, Marília, vol. 11, n. 1, p. 43, jan./jun. de 2010. UNESP. Disponível em: <http://www2.marilia. unesp.br/revistas/index.php/orgdemo/article/viewFile/468/364>. Acesso em: 12 out 2014.

[42] CAMPOS, Gastão Wagner de Souza; CUNHA, Gustavo Tenório. "Método Paideia para cogestão de coletivos organizados para o trabalho". *Revista ORG & DEMO*, Marília, vol. 11, n. 1, p. 41, jan./jun. de 2010. UNESP. Disponível em: <http://www2.marilia. unesp.br/revistas/index.php/orgdemo/article/viewFile/468/364>. Acesso em: 12 out 2014.

[43] CAMPOS, Gastão Wagner de Souza; CUNHA, Gustavo Tenório. "Método Paideia para cogestão de coletivos organizados para o trabalho". *Revista ORG & DEMO*, Marília, vol. 11, n. 1, pp. 43–45, jan./jun. de 2010. UNESP. Disponível em: <http://www2.marilia. unesp.br/revistas/index.php/orgdemo/article/viewFile/468/364>. Acesso em: 12 out 2014.

A POLÍTICA NACIONAL DE HUMANIZAÇÃO

Nunes de Oliveira[44] quanto à substituição da palavra diagnóstico pela palavra problema, tendo em vista que o termo é compreendido por parte da população médica como de uso restrito. Ademais, seguem os autores, a utilização do novo termo tende a requerer a visão do problema sob o ponto de vista dos profissionais da equipe tanto quanto do próprio usuário.

Esse modelo se vale especialmente de uma avaliação que é feita mediante as características orgânica, psicológica e social do paciente, a fim de que a conclusão alcance um nível razoável de compreensão quanto aos riscos e a vulnerabilidade do usuário. Dessa forma buscam-se subsídios para entender como o usuário procede em seu dia a dia, quais são os seus interesses e os seus desejos e como se dá a sua relação familiar e social, fatores estes que respondem em muito sobre a vida do usuário e sua relação, por exemplo, com a doença.

Gastão Wagner e Gustavo Tenório alertam com isso para a quebra de paradigma que há na forma tradicional enquanto a clínica ainda se limite tão somente aos problemas do paciente, enquanto, despertam os autores, ao incluir a busca das potencialidades do usuário possam encontrar o melhor caminho. O desejo, por exemplo, é uma característica que sinaliza a potencialidade que pode ser encontrada. Também esclarecem os autores que perscrutar, investigar a maneira como tudo possa ter ocorrido é uma maneira de comunicação que humaniza além de proporcionar conclusões mais acertadas.

Quanto à definição das metas voltadas ao problema, como pode se perceber, está a se lidar com prazos que vão do curto ao longo, que sempre devem ser conversados e acertados com os usuários, assim como com seus acompanhantes ou familiares. Nesta etapa pensada pelo projeto, cumpre ao profissional que mais tiver afinidade com o paciente ser aquele que haverá de intermediar essas negociações.

Como pode se perceber, a comunicação é o ponto chave para o sucesso do tratamento. A humanização, seu meio e fim.

---

[44] OLIVEIRA, G. N. "O projeto terapêutico e a mudança nos modos de produzir saúde". São Paulo: Hucitec, 2008, *apud* CAMPOS, Gastão Wagner de Souza; CUNHA, Gustavo Tenório. "Método Paideia para cogestão de coletivos organizados para o trabalho". *Revista ORG & DEMO*, Marília, vol. 11, n. 1, pp. 31-46, jan./jun. de 2010. UNESP. Disponível em: <http://www2.marilia.unesp.br/revistas/index.php/orgdemo/article/viewFile/468/364>. Acesso em: 12 out 2014.

A melhor forma para a construção do Projeto Terapêutico Singular passa pela comunicação, pela possibilidade da narrativa junto ao paciente, conseguindo dessa maneira alcançar a compreensão da causa do quadro depressivo, por exemplo; se depender apenas de opiniões esparsas pela equipe, sem o advento dessa comunicação, não raro pode-se encontrar mais de um diagnóstico, não chegando a uma conclusão comum, ocasionando perda de tempo e desgaste emocional para todos os atores, inclusive para o usuário.

No quesito divisão de responsabilidades dentro do Projeto Terapêutico Singular, é de suma importância a determinação pontual das tarefas, tendo como ponto de partida um profissional de referência informado de todas as ações previamente estipuladas, sendo também o responsável por reunir equipes quando necessário em meio a um Projeto Terapêutico em curso.

É esse profissional de referência a quem a família procura quando necessário, inclusive para se discutir e negociar as terapêuticas propostas. Quanto à mediação com familiares ou o paciente, tratando-se de atenção básica, cumpre lembrar o que já dissemos anteriormente: ele poderá ser qualquer profissional da equipe. Por fim, no quarto quesito, o da reavaliação, os autores em tela Gastão Wagner e Gustavo Tenório referem-se ao "momento em que se discutirá a evolução e se farão as devidas correções dos rumos tomados".[45]

2.2 CLÍNICA AMPLIADA

Tendo discorrido até o momento sobre os diversos aspectos que nos levam a refletir sobre a humanização e os porquês do retorno de seu olhar para a área da saúde, ou se preferirem, a retomando por um novo foco, tomamos de empréstimo a importante diretriz da clínica ampliada.

Há muitos aspectos positivos alcançados pelo sistema de saúde, e quando falamos disso referimo-nos, por óbvio, também aos avanços da

---

[45] CAMPOS, Gastão Wagner de Souza; CUNHA, Gustavo Tenório. "Método Paideia para cogestão de coletivos organizados para o trabalho". *Revista ORG & DEMO*, Marília, vol. 11, n. 1, p. 45, jan./jun. de 2010. UNESP. Disponível em: <http://www2.marilia.unesp.br/revistas/index.php/orgdemo/article/viewFile/468/364>. Acesso em: 12 out 2014.

A POLÍTICA NACIONAL DE HUMANIZAÇÃO

medicina e não apenas a um sistema administrativo que se propôs a melhor adequar o atendimento. No entanto, quando o Ministério da Saúde se prontifica a debater esse conceito de clínica ampliada, tanto reconhece esses avanços quanto intenciona melhorar aquilo que ainda é deficiente no atendimento.

Ao buscar a melhora do sistema, o debate da humanização promovido ou apoiado pelo Ministério da Saúde leva em conta duas frentes: a qualidade de seus fins, que residem em suprir a necessidade concreta do paciente, assim como a observância e o aprimoramento da forma como eles são exercidos, traduzidos aí pela gestão do sistema de saúde, pela qualificação dos profissionais que executam os procedimentos clínicos e administrativos e pela adequação do ambiente em que todos transitam para esse desiderato.

Conforme salientado ainda nas primeiras linhas deste estudo, a clínica ampliada como uma das diretrizes propostas pela Política Nacional de Humanização de Saúde teve seu conceito fortalecido nas ocasiões do Congresso Humanização da Saúde em Debate, que ocorrera em 2001, tanto quanto em 2003, quando foi sancionada a Política Nacional de Humanização.

De lá para cá tem sido sistematicamente implantada nos hospitais da rede pública, assim como aprimorada por meio de incansáveis debates do setor, todas elas com participação ativa da Associação Viva e Deixe Viver quando não por sua própria iniciativa, o que lhe traz grande satisfação ao presenciar seus avanços, tendo em vista que já preconizasse tal necessidade de implantação ainda naqueles idos de 2001.

Em um dos programas apresentados pela Associação Viva e Deixe Viver, que mencionamos ainda na introdução, em que são convidados especialistas para falar sobre as suas experiências na relação com a humanização e debater sobre temas específicos, o Dr. Gustavo Tenório[46] prestou importantes esclarecimentos quanto à clínica ampliada e seu desenvolvimento.

---

[46] VIVA HUMANIZAÇÃO. *Realidade da Saúde Brasileira:* Clínica Ampliada. Palestrante: Dr. Gustavo Tenório. Vídeo (1:06:46s). Disponível em: <http://youtu.be/DHpiXhJFEgo>. Acesso em: 20 nov. 2014.

Naquela oportunidade, Dr. Gustavo Tenório ressaltou os aspectos fundamentais para o surgimento da Política Nacional de Humanização, sendo ela a dificuldade que o setor vinha enfrentando com a gestão além da relação de humanização que vinha ocorrendo entre os profissionais e os pacientes, fatos estes necessários para que o estudioso da área de saúde possa compreender o porquê da construção desses novos paradigmas.

Nesse diapasão, é importante dizer que a mudança no que concerne ao sistema de gestão se volta especialmente a proporcionar a diretriz da clínica ampliada, tanto quanto a qualidade no quesito *atenção*. Consonante à opinião do Dr. Gustavo Tenório, não se pode tratar de clínica e de qualidade de atenção sem falar de gestão. Repetindo sua sentença, "uma coisa influencia a outra".

Sabe-se bem que o modo de gestão que vinha ocorrendo, ainda persistente em muitos ambientes de saúde, reveste-se de atitudes em que o profissional procura não se envolver emocionalmente, e assim cada especialidade procura apenas fazer a sua parte, sem se "meter" no trabalho do outro. Este é o modelo cartesiano, anteriormente mencionado.

Dessa forma, o compromisso do trabalhador é apenas com o diagnóstico, ou mesmo com o ato de simplesmente se aplicar uma injeção, sem que haja qualquer espaço para uma conversa entre a equipe, a fim de buscar uma abordagem mais ampla para o tratamento do paciente.

Quando o profissional se reveste desse tipo de procedimento no trato dos pacientes, ele tem em mente, sobretudo, que o fato de conversar com o usuário-paciente é papel do profissional da psicologia, o que, convenhamos, diminui sobremaneira a capacidade de tornar a sua especialidade, ou qualquer outra da área de saúde que assim se comporte, em um processo que por si só se caracteriza pela humanização.

Lidar com o sofrimento alheio, escondendo-se da possibilidade de se aproximar mais ainda do paciente não pode ser encarado como um meio de proteção, pois a prática tem demonstrado o quanto isso reduz a possibilidade de um diagnóstico mais preciso, de um tratamento mais humano e, consequentemente, mais rápido e eficaz.

A POLÍTICA NACIONAL DE HUMANIZAÇÃO

Claro que o vislumbre de eficácia no tratamento mencionado no parágrafo anterior, está intimamente ligado às situações em que seja possível. Contudo, mesmo em pacientes terminais ou com doenças incuráveis e em estado de coma, sabe-se bem, a aproximação do profissional e em especial da equipe que se dispõe a vivenciar o quadro mediante comunicação integrada torna o tempo de vida ou o estado em que se encontre o paciente mais humano, respeitando-o além de apenas um paciente-alvo a ser diagnosticado.

O trabalho em equipe é uma maneira eficaz para que o profissional saiba como lidar com todo o sofrimento do paciente. O Dr. Gustavo Tenório menciona essa importância quando do depoimento de suas impressões, na ocasião em que concedeu entrevista[47] sobre o tema "Realidade da Saúde Brasileira: Clinica Ampliada", ao Programa Viva Humanização. Em suas palavras, ele afirma que o profissional de saúde precisa entender um pouco de subjetividade durante a clínica, principalmente porque, dessa forma, ele melhor adequa o projeto terapêutico a cada caso concreto.

Ainda tomando de empréstimo as suas conclusões, é um engano entender a clínica e a gestão com um fator apenas objetivo, bastando a racionalidade, permanecendo neutro e sem qualquer envolvimento que vise à aproximação. Para alcançarmos a real compreensão das atitudes que têm sido a tônica desse distanciamento, o Dr. Gustavo apresentou na ocasião um quadro de estratégias defensivas no trabalho em saúde, citando Libouban (1985), segundo a obra da Dra. Ana Maria Fernandes Pitta.[48]

Entre elas, se destacam: hiperatividade verbal ou cinética de modo a afastar a angústia; absentismo como expressão de falência de defesas competentes para o enfrentamento de dificuldades; verbalização de

---

[47] VIVA HUMANIZAÇÃO. *Realidade da Saúde Brasileira:* Clinica Ampliada. Palestrante: Dr. Gustavo Tenório. Vídeo (1:06:46s). Disponível em: <http://youtu.be/DHpiXhJFEgo>. Acesso em: 20 nov. 2014.

[48] PITTA, Ana Maria Fernandes. "Hospital: dor e morte como ofício". pp. 155/156, 6ª ed. São Paulo: HUCITEC, 2010, *apud* VIVA HUMANIZAÇÃO. *Realidade da Saúde Brasileira*: Clinica Ampliada. Palestrante: Dr. Gustavo Tenório. Vídeo (1:06:46s). Disponível em: <http://youtu.be/DHpiXhJFEgo>. Acesso em: 20 nov. 2014.

questões não vinculadas ao trabalho (chistes e anedotas como válvula de escape da tensão); agressividade reativa contra o paciente através de zombarias. Como se pode perceber, comportamentos opostos aos que caracterizam um profissional voltado a atender à saúde de um ser humano.

Aproveito o ensejo para ressaltar a resposta ao questionamento feito ainda no 3º Congresso de Humanização da Saúde, a saber, "o que seria Humanização?", no qual se concluiu que também se trata de fazer o que se ama como profissional de saúde, bem como se refere aos aspectos do local de trabalho. Contudo, fatídica conclusão também surgiu naquela ocasião ao se afirmar que devido à vivência de grande estresse da profissão, o resultado, normalmente é uma atitude na qual não se permite olhar para o outro.

De onde se conclui ainda que a interação entre as equipes, a comunicação integrada, é um mecanismo eficiente na redução desse estresse. Entre os problemas clínicos que se pode destacar estão a fragmentação das responsabilidades e redução do objeto do trabalho a produzirem uma clínica de baixa qualidade.

Portanto, a seu turno, a forma como o paciente é atendido influencia sobremaneira em sua adesão ao tratamento, pois se ao profissional couber apenas realizar um diagnóstico e indicar a medicação correta será enorme a chance de o paciente não se reconhecer nesse contexto.

É preciso cada vez mais se aprimorar a atitude voltada para a atenção do paciente, escutando-o em todos os seus aspectos pessoais, podendo, assim, compreender a complexidade da vida de cada paciente, para que se alcance um tratamento eficiente. Em um quadro de obesidade, por exemplo, é preciso compreender todos os caminhos e suas variáveis que possam ter proporcionado esse estado ao usuário.

Ouvir outros profissionais que integrem a equipe é salutar para conhecer pontos de vista que possam fazer toda a diferença no momento do diagnóstico. Não se dar à possibilidade de escutar as complexidades de um paciente, a fim de compreender seu estado atual, poderá produzir iatrogenia, o que significa ir de encontro com o princípio médico – *Primum non nocere* – ou seja, não causar dano.

A POLÍTICA NACIONAL DE HUMANIZAÇÃO

Entre alguns exemplos que se tornaram prática médica, em especial no ambiente do Sistema Único de Saúde, pode se enumerar, entre outros, o parto cesáreo que se tornou cultural, enquanto deveria ser apenas um recurso à disposição; a cirurgia de hérnia de disco que se tornou extensiva; a reposição hormonal que se reveste por um processo de medicalização da menopausa; a cirurgia de redução de estômago que se apresenta como a única saída, e que se não for bem acompanhada pode proporcionar abalos da saúde mental no pós-operatório, sem falar no abuso dos check-ups.

Acerca destes últimos, em especial, alerta o Dr. Gustavo Tenório não ter os check-ups todo o poder que a mídia os atribui, sendo o primeiro beneficiário, e às vezes, exclusivo, o complexo médico-industrial, em detrimento da população, afinal muitos exames apresentam algum risco à saúde, quando feitos em situações de baixa prevalência e sem critérios clínicos de indicação. Fazê-los, só por fazer, podem gerar resultados errados.

Todas as escolhas apontadas demonstram a supremacia da prática da clínica reduzida, em que não se lida com a complexidade do paciente. Seria como simplificar um problema que é complexo por natureza, não podendo reduzir o entendimento das variáveis em favor de justificativas que caracterizam a falta de comprometimento do profissional com o paciente, sobretudo com o juramento que deveria nortear os rumos de sua profissão na área médica, em que baste um simples golpe de vista, vislumbra à humanização.

Outros aspectos que devem ser combatidos com a inclusão dos conceitos da cogestão e da clínica ampliada é a cultura de se "inventar doenças", tais como quando se transforma menopausa em uma patologia, os problemas relacionais das crianças com hiperatividade, e os seus problemas de aprendizado, com distúrbio de atenção. Também nesse diapasão é preciso modificar a cultura da "medicalização do normal", incentivada pela indústria farmacêutica.

Como pode se verificar, todos esses aspectos estão atrelados também a um sistema de gestão, como já dissemos anteriormente, calcado em princípios tayloristas, pelo qual se empreende um sistema de saúde composto por trabalhadores adequados, divididos por trabalho e especialização (sem que se comuniquem), logo, empreendendo a separação entre planejamento e execução, entre outras áreas. Por isso é fácil compreender o quanto uma organização nesses moldes venha a definir a qualidade da terapêutica.

Segundo a lição tomada de empréstimo da cartilha[49] do Ministério da Saúde, "nas práticas tradicionais em saúde o que se tem constatado há muito tempo é a predominância, ora de um, ora de outro enfoque: ou o biomédico, ou o social ou o psicológico". Conclui-se que mediante tais práticas há, ora uma, ora outra, a intenção em valorizar um tipo de dificuldade, e consequentemente aos recursos que lhes apresente alguma solução, contudo desprezando o que a eles não estejam relacionados.

No entanto, diz ainda a lição do Ministério da Saúde,[50] que é partir daí que a "proposta da Clínica Ampliada e Compartilhada traz uma nova forma de trabalho em saúde", qual seja, ainda que haja "diferentes enfoques e disciplinas, reconhecendo que em um dado momento possa existir uma predominância", é importante levar em conta que isso não significa negar a "outros enfoques e possibilidades de ação".

É importante que se diga que a proposta da Clínica Ampliada está diametralmente oposta às práticas tradicionais, que reduzem a intervenção de outros sujeitos e especialidades, conforme o sugere a gestão tradicional, norteada segundo os princípios tayloristas, advindos do longínquo século XIX, ultrapassado de todo como já provou sua ineficiência.

Ainda atentos à argumentação desenvolvida pelo Dr. Gustavo Tenório, especialmente debruçado sobre a obra[51] de sua lavra, e em

---

[49] MINISTÉRIO DA SAÚDE. Secretaria de Atenção à Saúde. *Política Nacional de Humanização*: Atenção Básica. Vol. 2. Brasília: Ministério da Saúde, 2010, p. 80. Disponível em: <http://bvsms.saude.gov.br/bvs/publicacoes/cadernos_humanizasus_atencao_basica.pdf>. Acesso em 17 nov. 2014.

[50] MINISTÉRIO DA SAÚDE. Secretaria de Atenção à Saúde. *Política Nacional de Humanização*: Atenção Básica. Vol. 2. Brasília: Ministério da Saúde, 2010, p. 80. Disponível em: <http://bvsms.saude.gov.br/bvs/publicacoes/cadernos_humanizasus_atencao_basica.pdf>. Acesso em 17 nov. 2014.

[51] CUNHA, Gustavo Tenório. *A construção da clínica ampliada na atenção básica*. São Paulo: HUCITEC, 2005.

A POLÍTICA NACIONAL DE HUMANIZAÇÃO

registro anteriormente mencionado por testemunho dos Programas dirigidos pela Associação Viva e Deixe Viver, as propostas para a Clínica Ampliada se esquadrinham pela definição de pessoas e equipes que se tornem responsáveis por pessoas (pacientes e usuários), independentemente do tamanho que se apresente a organização.

Dar-se-ia de forma que não sejam definidas pessoas que se tornem responsáveis por procedimentos, mas equipes responsáveis por pessoas. A saber, no instante em que o paciente ingressa no sistema, em busca de determinada especialidade, esta passa a ser responsável por ele e fará toda a coordenação do caso concreto, inclusive, negociando com outras especialidades.

Como salientado anteriormente, para que se atinja um nível apropriado para a clínica, é importante ir além da dimensão orgânica do paciente, posto que o universo social que o constitui também o explica, sobretudo quando levada em conta a expectativa de vida segundo as diferentes regiões do país.

Contrapondo o tradicional ao proposto pela Clínica Ampliada, têm-se os seguintes aspectos a serem analisados por diferentes pontos de vista, a saber: quanto ao *objeto*, ao *objetivo*, aos *diagnósticos* e à *terapêutica*.

No que concerne ao *objeto*, o método tradicional, a que podemos chamar de reduzido, o toma por conhecer os sintomas e a doença, enquanto para o método ampliado, segundo as diretrizes da Clínica Ampliada, trata-se de um problema de saúde, ou seja, a vulnerabilidade, o risco e/ou a doença do sujeito em seu contexto.

Quanto ao *objetivo*, o sistema tradicional se propõe a tratar o sintoma ou curar, enquanto o ampliado vislumbra produzir saúde e ampliar o grau de autonomia dos sujeitos, possibilitando a reinvenção da vida.

Para os diagnósticos, o sistema reduzido tem uma objetivação positivista, clínica ou epidemiológica, enquanto o ampliado, a seu turno, busca misturar a história do sujeito com o saber clínico e epidemiológico.

Enfim, no que se refere à *terapêutica*, o sistema reduzido se debruça sobre o orgânico, tão somente lançando mão dos fármacos e dos recursos cirúrgicos. O sistema ampliado, segundo o seu propósito, busca empreender ações sobre o orgânico, o subjetivo e o social, o que significa dizer que imprime lançar mão da educação, do autocuidado, do modo de viver e da estética.

Para se ter uma ideia do quadro que aqui se expõe à reflexão, o exemplo citado por Tenório durante a entrevista já mencionada dá um panorama da orientação havida entre o método reduzido e o ampliado. O caso é de uma criança com um quadro crônico não está tomando a medicação. A especialidade a interna para saber o motivo, se orgânico ou em reação alérgica. Por não encontrar uma das respostas a encaminha ao psiquiatra que por sua vez identifica um quadro de depressão e indica um medicamento.

Ou seja, pelo método tradicional, reduzido, o fato é tratado em uma dimensão extremamente restrita, enquanto necessário ser compreendida de forma ampliada, em especial com a atenção voltada para a família que é importante e fundamental para o sucesso do tratamento. O que se pode reparar nesse aspecto quando a família é chamada ao contexto? Comunicação. Comunicação feita a partir dos especialistas com as equipes, também entre eles, e deles para com os familiares que estarão atentos às recomendações.

Neste exemplo mencionado pelo Dr. Gustavo Tenório durante a entrevista ao Programa conduzido pela Associação Viva e Deixe Viver, o motivo pelo qual a criança não tomava a medicação, apresentando inclusive o quadro de depressão, fora descoberto pelo enfermeiro, aquele que tinha um contato mais próximo e contínuo com o paciente, e mediante conversa com a criança, soube que o paciente nutria medo em tomar o medicamento e vir a falecer, pois seus irmãos não tinham que fazer o mesmo.

Por esses exemplos é que se percebe a necessidade da comunicação transversal, também com os familiares, mas, sobretudo, a valorização da equipe, dando a reconhecer espaço para outros saberes dentro da especialidade. A complexidade da vida humana fornece respostas que não se encontram nos livros médicos, mas tão somente na prática que se permite atenção a contextos outros que não só os restritos à literatura médica.

A POLÍTICA NACIONAL DE HUMANIZAÇÃO

É preciso que se saiba dos limites e possibilidades restritas dos saberes quando individualizados, que muitas vezes só existem para dar ensejo a disputas entre profissionais, a satisfazer apenas o ego em detrimento da qualidade do serviço de saúde oferecido aos pacientes. Afetos são importantes, as mudanças de paradigmas são cruciais, assim como o reconhecimento de espaço para outros saberes, a resposta que muitas vezes se esconde debaixo dos olhos do profissional.

Clínica Ampliada e Compartilhada com seus dispositivos – Equipe de Referência, Apoio Matricial e Projeto Terapêutico Singular – sustentam a importância para o sistema da cogestão. Ouvir, por exemplo, as equipes de referência faz toda a diferença para o planejamento de projetos terapêuticos. De igual maneira, é preciso que se entenda a importância que há na necessidade de substituir a hierarquização médica, tornando o profissional um personagem importante para a comunicação horizontal, atribuindo assim maior eficácia aos projetos.

Ao lançar mão desses dispositivos, em uníssono, a transdisciplinaridade da clínica compartilhada estabelece e solidifica as relações importantes para a eficiência do sistema de saúde. O que pode ser mais benéfico para o acolhimento do que a comunicação? Esse deve ser o foco: a comunicação integrada em favor do paciente. Ganham os usuários, ganham também os profissionais que, no mínimo, vivenciam o ofício com mais satisfação, inclusive por causa dos bons resultados que esse tipo de procedimento proporciona.

Conforme já tivemos a oportunidade de expor anteriormente, o Projeto Terapêutico Singular se trata dos procedimentos terapêuticos recomendados, resultantes da comunicação entre os profissionais da equipe, tendo em seu apoio o dispositivo Apoio Matricial, não se esquecendo da lição do Ministério da Saúde que condiciona o sucesso do PTS à participação do usuário, levando em consideração tanto a singularidade do paciente, quanto a complexidade do caso em específico.

Pelo Projeto Terapêutico Singular estar constituído para situações de maior complexidade, mais ainda se faz necessária a compreensão do significado da comunicação entre a equipe, voltada para a análise do caso que se tem em mãos. Não foi à toa que o PTS surgiu de situações vivenciadas no campo da psiquiatria, vislumbrando tratamentos que estivessem prontos para serem descobertos além dos diagnósticos tradicionais e os medicamentos indicados.

Portanto, faz toda a diferença a opinião de Gastão Wagner e Gustavo Tenório enquanto determinam a "definição de hipóteses diagnósticas, as definição de metas, a divisão de responsabilidades e, por fim, a reavaliação das quatro etapas para bem entendermos o Projeto Terapêutico Singular", levando em consideração a importância da individualidade que caracterize cada paciente e respeitadas, sobretudo, as diferenças entre os casos que venham a surgir, ainda que os casos possam ter alguma semelhança.

Aqui retomamos as ideias sobre a Equipe de Referência e Apoio Matricial, mencionadas no capítulo anterior, quando tratamos da cogestão e gestão compartilhada, que por completude se apresentam à Clínica Ampliada, afinal, a ela estão relacionadas assim como ao Projeto Terapêutico Singular. Cumpre reafirmar, inclusive, que tais dispositivos existem para que se operacionalize efetivamente a mudança proposta pela Política Nacional de Humanização.

A Equipe de Referência, portanto, está relacionada à Clínica Ampliada e ao Projeto Terapêutico Singular. Trata-se de um dos dispositivos que proporcionam a comunicação sistemática que busca compreender as singularidades do usuário, tanto quanto dirige os caminhos do PTS. A Equipe de Referência, é importante que se diga, deverá estar presente na atenção primária tanto quanto nos centros de especialidade, assim como nos hospitais em especial nas urgências/emergências.

Sendo centros onde se dispõem a organizar os serviços de saúde, a Atenção Primária apresenta maiores disponibilidades para os atendimentos das Equipes de Referência, consequentemente, para a elaboração dos Projetos Terapêuticos Singulares. Dessa forma, com maior facilidade, a Equipe de Referência local tem a possibilidade de oferecer o acompanhamento ao paciente que se desloca para um centro de

A POLÍTICA NACIONAL DE HUMANIZAÇÃO

especialidades, por exemplo, e mesmo se preparar para recepcioná-lo novamente em seu retorno.

O Apoio Matricial, a seu turno, conforme afirmamos no capítulo anterior, é o grupo de profissionais que dão apoio à Equipe de Referência. Cumpre dizer, inclusive, que não há a necessidade de que esses profissionais estejam no centro de Atenção Primária, posto que exercem a sua função conforme o chamado que recebem, como o caso de um psiquiatra. Ao se deslocar para o atendimento no centro, irá ouvir, sobretudo, a equipe ali instalada, e com ela discutir os termos do Projeto Terapêutico Singular e também com ela imprimir a negociação dos procedimentos a que tenha concluído em favor do paciente.

A Clínica Ampliada, portanto, como diretriz da Política Nacional de Humanização da Saúde, se vale desses dispositivos para que possa fazer transitar com eficiência a comunicação entre a equipe e dela com o paciente, buscando através da narrativa e do conhecimento transdisciplinar a abertura pela qual alcancem diagnósticos mais eficazes e precisos, a fim de dirimir as dúvidas que, anteriormente, pelo sistema tradicional, eram solucionadas com a indicação de um medicamento ao quadro patológico que se mostrasse supostamente claro.

Queremos dizer, com isso, o seguinte: lembre-se do caso do enfermeiro que descobriu o motivo da depressão da criança que não tomava o medicamento, enquanto o psiquiatra ao diagnosticar a patologia que existia certamente se preocupou apenas em indicar o medicamento, movido por um procedimento que aprendeu ainda nos bancos da faculdade, individualista, ainda que respaldado por exames, sem uma atitude ampliada que se propõe a ouvir minuciosamente outros profissionais que formem a equipe, sobretudo ao paciente.

Pelos procedimentos da Clínica Ampliada se consegue reduzir o desperdício de recursos do sistema de saúde; otimizar o tempo do profissional e diminuir consideravelmente o desgaste emocional de todos os personagens, e isso apenas por gastar tempo com perguntas que possibilitem conhecer a individualidade do paciente, permitindo a ele sentir-se acolhido, razão da atenção de todo o sistema de saúde.

O dispositivo do Projeto Terapêutico Singular, inserido na diretriz Clínica Ampliada, oferece a proposta de trabalho em equipe, interdisciplinar e transdisciplinar. Como equipe multidisciplinar, entende-se a equipe que trabalha mediante uma diversidade de profissionais, de especialidades, todos voltados para a atenção ao paciente.

Quando as diretrizes da Política Nacional de Humanização da Saúde se referem à composição interdisciplinar, necessária para o conhecimento entre as especialidades, busca salientar que a relação entre os profissionais vai além de sua convivência, necessitando que compreendam as especialidades uns dos outros, fazendo com que haja uma integração entre os conhecimentos, entre os saberes, para que atinjam em uníssono o projeto individual para o paciente.

Contudo, é preciso que se diga que nem todos os casos darão possibilidade para que se monte um Projeto Terapêutico Singular. Por isso, se busca construí-lo para os casos mais complexos, e, dessa forma, fazer com que a equipe possa compreender o universo da Clínica Ampliada, estendendo seus benefícios aos que dele não foram alcançados individualmente.

Toda essa mudança proporcionada pela abertura da comunicação, em especial entre profissional e paciente, faz com que aumente a possibilidade de se conhecer o real motivo da patologia. Veja, é bastante compreensível pensar que nós mesmos sabemos quais sejam as saídas para nossos problemas, afinal, conhecemos nosso histórico de vida. Assim se dá com o paciente. Ele próprio, quando bem acolhido, se abrirá a ponto de expor as razões que auxiliem o profissional no diagnóstico.

A Clínica Ampliada, portanto, se faz especialmente dessa forma, mediante a participação ativa na vida do paciente. Assim, esta também se apresenta como dispositivo que auxilia no desiderato da diretriz. Pela participação da equipe e dos familiares do paciente, conhecendo os aspectos sociais do usuário, se encontram caminhos mais amplos para visualizar o que há por trás da patologia em estudo. Assim, é compreensível o incentivo à "participação ativa de usuários, familiares e redes sociais no cotidiano de serviços de saúde", conforme lição da cartilha *Gestão participativa e Cogestão*, do Ministério da Saúde, mencionada no capítulo anterior.

A POLÍTICA NACIONAL DE HUMANIZAÇÃO

E, como já pode se perceber a esta altura, as diretrizes e dispositivos que dão o suporte às mudanças propostas da Política Nacional de Humanização da Saúde estão relacionadas umas com as outras, em especial quando se discutem os aspectos da Clínica Ampliada. Portanto, passemos a tratar dos aspectos singulares do acolhimento.

2.3 ACOLHIMENTO

Conforme foi amplamente demonstrado pela função de todos os mecanismos da Política Nacional de Humanização da Saúde, suas diretrizes e seus dispositivos, mudanças de paradigmas de gestão e também de comportamentos individualistas, conservando aquilo que tem demonstrado eficácia no processo de atendimento, o fim para todas essas transformações é, de fato, o paciente; mas, também, e sobretudo, a melhora da educação nos processos de saúde, incluindo-se, lógico, o alcance de uma medicina muito mais preventiva no futuro.

O acolhimento vai além de bem receber o paciente que já se encontra em um estado fragilizado. Acolhimento traduz-se, sobretudo no conhecimento que o profissional busca quanto ao universo em que esteja inserido o usuário. Relaciona-se a todo o contexto que o formou no passado e que o influencia no presente. Refere-se ao padrão cultural em que ele reconhece sua individualidade, o meio social que transita, convive e dele extraí seus anseios. É a diversidade que o caracteriza como pessoa, o seu convívio familiar.

Acolhimento é, por isso tudo, a atitude pela qual o profissional ouve o que o paciente tenha a dizer, e respeitando todas as premissas anteriormente colhidas em momento singular, o acolhe de forma mais adequada, como convém a um paciente já fragilizado, encaminhando-o para a especialidade que se apresente.

Dessa forma, os dados que seguem com o paciente, que o constituem social e culturalmente, oportunos não apenas para se atingir a um diagnóstico mais preciso e de forma acolhedora, mostram-se eficientes enquanto informam, mas também por possibilitarem um desdobramento dessas informações por meio de outros questionamentos, que possam melhor elucidar o quadro patológico.

Acolhimento não é um paciente em uma ficha médica, mas a importância que este recebe como pessoa, sendo conhecida por todo o contexto que a caracterize. Isso é produzir saúde. Saúde que muitas vezes descobre por um simples ato de comunicação com o paciente que a solução para o diagnóstico não se resume a um medicamento, muitas vezes apenas um paliativo para aquele instante, mas na sugestão de mudança de hábitos que excluam o ressurgimento da patologia.

Um exemplo disso vem das regiões em que não se apresenta o saneamento básico adequado, razão pela qual se torna de extrema necessidade o diálogo nos conselhos de saúde, e mesmo entre os secretários de governos municipais ou estaduais quando o secretário de saúde tem a oportunidade de demonstrar o quanto prioridades de outras pastas podem mudar o quadro da saúde da população.

A mudança nos hábitos de higiene e de alimentação, ou qualquer outro que possa ir ao encontro da doença, como nos casos de sexo sem proteção, uso de álcool, drogas e tabaco também são pontos em que se torna necessária comunicação para o esclarecimento da população, cabendo aos postos e centros de saúde insistir nas campanhas de educação promovidas pelo Ministério da Saúde, tanto quanto persistindo no acompanhamento *in loco* junto a essas comunidades, para certificar-se de que estejam adotando os procedimentos apropriados.

Como se pode observar, o acolhimento é formado a partir de um contexto em que todos os trabalhadores da saúde, em conjunto ao usuário e seus familiares, possam programar a implantação dessa diretriz com eficiência, tornando eficazes os resultados mediante discussões incansáveis, tanto quanto sejam necessárias para se alcançar o desiderato esperado, e também por planejamentos coerentes que delas venham a surgir, ocasionando práticas as mais diversas possíveis.

Atitudes como estas despertam um nível de atenção no paciente que somente conquistado mediante essa segurança será possível estabelecer e dar continuidade a uma linha de tratamento adequada. E quanto a isso,

A POLÍTICA NACIONAL DE HUMANIZAÇÃO

cumpre dizer ainda, que mesmo sendo a prática de saúde uma atividade de meio, que depende do profissional, da equipe, da rede de especialidades, enfim, do sistema como um todo, é de suma importância que haja o engajamento do paciente. Há, portanto, uma corresponsabilidade de todos os atores envolvidos.

Convém aqui ressaltar o trabalho do voluntário, este que faz uma grande diferença para a implantação da diretriz de Acolhimento, haja vista que seu trabalho está diretamente conectado a um comportamento com características eivadas de humanização. Ser voluntário é se prontificar a agir em prol do paciente, também de seus familiares, alcançando inclusive a equipe de profissionais da saúde.

Em todo trabalho voluntário o acolhimento é o foco por natureza. Cumpre salientar que ele pode se desenvolver tanto na captação de recursos, por meio dos bazares, quanto da presença em bibliotecas, junto ao reforço escolar, na distribuição de kits de higiene, pelos escrevedores de cartas, nas capelanias e pastorais de toda a sorte. Em todas essas circunstâncias o voluntariado acrescenta sobremaneira ao trabalho em rede.

E, conforme salientado anteriormente, as diretrizes e os dispositivos se entrelaçam em favor do processo de humanização da saúde nunca tomados individualmente, mas comunicando-se a todo tempo, aqui ressaltamos a importância do dispositivo da Ambiência inserido à diretriz do Acolhimento.

É notório que haja também acolhimento para o profissional tanto quanto para o paciente quando se adentra a um ambiente de trabalho e/ou consulta, e ali se encontre conforto mediante mobiliário disponível satisfatoriamente, também para o acompanhante do usuário do sistema de saúde. No mínimo, estruturas como água para beber, comida adequada e mesmo alguma beleza singela na decoração trarão satisfação aos olhos, aos corpos e mentes, já tão exaustos nesses momentos nada fáceis.

Algumas organizações como o Projeto Carmim de arte-terapia, a Operação Arco-íris, os Doutores Cidadãos do Canto Cidadão, a Associação

Viva e Deixe Viver, os Contadores de Histórias e o Pet Smile, que alegra as crianças com bichinhos de estimação, tem contribuído com grandes e reconhecidos avanços no trabalho em rede, proporcionando um novo paradigma no tratamento de pacientes, em especial junto àqueles que são portadores de doenças graves, muitas vezes incuráveis.

A Associação Viva e Deixe Viver orgulha-se de lutar ao lado de profissionais tão dedicados na construção de um ambiente hospitalar mais humano. Entre as diversas iniciativas dedicadas, por exemplo, ao Hospital Emílio Ribas, a Associação realiza três festas anuais: denominado pela direção de Parque dos Valores, significativos acontecimentos na vida daquela população são acompanhados, comemorando, por fim, a Páscoa, o Dia das Crianças e o Natal.

A Associação Viva e Deixe Viver luta também pela modernização das instalações daquela organização-referência para o tratamento de doenças infecciosas, e nesse diapasão lançou dois personagens muito especiais por suas vozes acolhedoras, e, sobretudo esclarecedoras: o Emilinho e o Vô Ribas, ambos desenvolvidos por estudantes da Faculdade de Comunicação e Marketing da Fundação Armando Álvares Penteado. O primeiro representando todas as curiosidades de um pequeno paciente, e o outro, o médico carinhoso que leva informação e cuidados para uma recuperação feliz.

Toda essa afinidade e consciência com o processo de humanização da saúde levou a Associação Viva e Deixe Viver a escolher a sua sede própria em local bem próximo do IIER, posto que tamanha proximidade certamente permite mais iniciativas para a melhoria da Instituição.

É preciso pensar nas gerações futuras que usufruirão dos resultados de um universo permeado de pessoas e atitudes admiráveis. E não se pode atribuir responsabilidades apenas ao governo, pois a sociedade como um todo, empresas e organizações do terceiro setor, como numa grande epidemia de solidariedade, devem conscientizar-se da necessidade de agir exatamente da forma como gostariam de ser tratados e recebidos.

Trata-se de juntar esforços em prol de um mundo realmente melhor, nunca utópico, mas real, como dissemos, posto que totalmen-

A POLÍTICA NACIONAL DE HUMANIZAÇÃO

te possível, bastando para tanto a iniciativa de atitudes simples que façam toda a diferença na vida de quem precise receber afeto, cuidados e acolhimento responsável quando se sabe estar se tratando de uma vida humana bastante fragilizada.

Tudo isso nos leva a afirmar que há sim um grande risco de contágio no Emílio Ribas. Um contágio extremamente positivo de ideias e atitudes humanitárias que vêm se perpetuando desde os atos pioneiros e corajosos do seu ilustre médico fundador. Imbuída dessa consciência humanizadora, a Associação Viva e Deixe Viver escolheu participar e ajudar a disseminar essa atitude de valorização da vida a todos os hospitais onde os seus voluntários estiverem presentes, olhando para trás apenas para certificar-se que tem muito pelo que se orgulhar, pois seu foco está a sua frente, onde quer que se encontre uma pessoa que precise de atenção e acolhimento.

Em se tratando de adquirir a confiança do paciente, o trabalhador da área da saúde que age com rudeza, por exemplo, por mais que seja um excelente profissional, poderá não despertar o mesmo nível de confiança comparado ao que o alcançaria aquele que tem uma conduta mais atenciosa e compreensiva.

O profissional atento à humanização da consulta saberá captar e interpretar o que o paciente possa estar dizendo ou não entendendo. Para isso, é preciso, inclusive, levar em consideração que sempre há um contexto subjetivo na vida de cada pessoa, que pode ir desde o analfabetismo funcional até o medo de encarar a doença ou mesmo o tratamento.

O procedimento de uma saúde com humanização, antes de ir ao alcance de um resultado positivo no tratamento da doença, passa pela dignidade humana a que tem direito qualquer indivíduo; tanto mais se este estiver fragilizado por uma doença.

Por que então não agregar ao processo de tratamento comportamentos, ações e práticas de saúde que deem sentido aos valores e princípios humanos que conduzem a um mútuo bem-estar, reconhecidos por seus benefícios físicos e psíquicos, ainda que o paciente seja portador de doença incurável?

Conscientes disso, por que há, ainda, uma insistência nesse distanciamento? Acaso poderá ele se sustentar nestes novos tempos em que a medicina permite a compreensão do tratamento além das modernas máquinas e avançados medicamentos? Ou é a medicina moderna, cada vez mais especializada, que incita à falta de humanização entre os profissionais da área?

Afinal, tratando ainda do aspecto do distanciamento entre médico-paciente a se justificar por qualquer das motivações já relacionadas, que benefício isso pode trazer ao paciente? Ou melhor, que benefícios não lhe são permitidos viver? E mais, por acaso esse comportamento não atinge também à qualidade de vida do profissional? Qual é o impacto desse custo para a saúde, tomada como instituição física e como proposta de política pública?

Pergunte-se, ao final, se não há uma desumanização em todo esse processo, por mais importante que pareça ser para a proteção psicológica do profissional, a justificar-se pela importância que há na objetividade da cura tão somente.

Ao falarmos dessa consciência dos novos tempos, a desumanização, de certa forma, nos parece também ser o resultado do contexto em que a medicina é praticada na atualidade, posto que sobrecarregada pela carga de trabalho e muitas vezes limitada a recursos escassos, como vemos diariamente em hospitais públicos.

A maneira como se conduz o tratamento exerce uma influência inquestionável na adesão por parte do paciente, obtendo, assim, sobretudo resultados mais humanitários, resultando em aspectos positivos que podem se refletir diretamente na saúde do paciente. Contudo, a questão de aderir ou não ao tratamento pode estar relacionada à compreensão da família de que é importante, e é aí que entra em cena a qualidade do tempo despendido para a comunicação entre o profissional e o paciente.

A boa comunicação do corpo clínico, entre si, com as redes de especialidade e à mesma voz com o paciente, revestidos de capacitação humanitária, é fundamental para que se alcancem os melhores resultados

A POLÍTICA NACIONAL DE HUMANIZAÇÃO

durante o período de tratamento. Feito de uma maneira amistosa e gentil possibilita ao paciente confiar no profissional, levando-o a compreender que o momento é prioritário para que se reverta o quadro apresentado e possa ele alcançar boa qualidade de vida.

Não basta, portanto, o profissional apenas informar ao paciente sobre o diagnóstico e as terapêuticas, mas, sobretudo, é necessário que este possa compreender perfeitamente todos os meandros da situação, que vão desde o momento em que o diagnóstico é informado, o protocolo terapêutico que precisa ser seguido até o impacto que o medicamento possa ter em sua qualidade de vida.

Para alcançar o objetivo a que se propõe em cada caso, se obtém êxito pensando na singularidade do paciente. Claro que isso não é possível nos casos de urgência/emergência, mas, em situações outras, pode e deve a equipe se dispor a pensar e agir em uníssono uns com os outros, considerando o saber de cada especialidade, para que se permita abrangência de possibilidades, proporcionando o melhor acolhimento do indivíduo.

Cumpre dizer que é na transversalidade que as diretrizes e os dispositivos da política de humanização encontram espaço para a discussão de ações e práticas que deem novo sentido ao sistema de saúde.

Mesmo com o respeito que o profissional tenha em relação ao paciente, em especial por meio dos princípios da não maleficência e da beneficência, o afastamento entre profissionais de saúde e pacientes parece ocorrer enquanto cada especialidade procura se concentrar apenas na patologia que lhe diz respeito, desprezando a diversidade de saberes que compõe a equipe, tanto quanto o indivíduo com seus valores, hábitos e históricos.

Por esse procedimento, a questão abordada seria, portanto, tão somente a doença, seja ela uma hepatite ou uma úlcera, entre as tantas patologias existentes. Não mais uma pessoa, como está implícito nos diversos juramentos da área de saúde e que contêm princípios e valores da dignidade da pessoa humana, mas tão somente a doença a ser tratada. Assim, não raro, essa metodologia tradicional continua norteando

85

muitas das escolas de medicina até os dias de hoje, visando, sobretudo, à objetividade e à proteção do médico.

O conceito de Clínica Ampliada, por exemplo, proposto pelo sanitarista Gastão Campos em 1997, vislumbra esse contexto, em que toda a equipe trabalha como as engrenagens de uma mesma ferramenta, interagindo em perfeita comunicação, levando em consideração a singularidade do paciente, dispensando-lhe atenção imperiosa para a qualidade do atendimento e permitindo à equipe a construção compartilhada de toda a sorte de possibilidades dos diagnósticos e das terapêuticas.

Obviamente que as responsabilidades são específicas a cada membro da equipe, mas, segundo a proposta da Clínica Ampliada, nenhuma delas poderá prescindir da responsabilidade pessoal que proporcione a atenção e o cuidado ao paciente, como uma obrigação emanada do conjunto, visando ao funcionamento harmônico do grupo em favor do paciente.

A sugestão da Clínica Ampliada permite que o trabalho seja pensado a partir de uma equipe que não leva mais em consideração "de quem seja o paciente", mas, consciente da responsabilidade individual pelo objetivo do grupo em favor do paciente, permite desfragmentar a individualização que se tornou uma regra enquanto cada profissional seja responsável apenas pelo procedimento ou pelo diagnóstico.

Dessa forma, se obtém resultados muito mais satisfatórios no que concerne à adesão por parte do indivíduo ao tratamento, influenciando sobremaneira no tempo de internação ou na mudança do quadro patológico, tanto quanto possibilite a mudança do paradigma que leva à consciência de que todos trabalham por uma pessoa e não apenas pela cura de uma doença.

É importante salientar que inserido à diretriz do Acolhimento encontramos o dispositivo do Acolhimento com Qualificação de Risco, que se resume na coordenação das entradas nas emergências, por exemplo, para que se conheçam as necessidades dos pacientes ali pleiteadas, definindo, assim, os níveis de complexidade que mais necessitem de prioridade, sejam para o atendimento ou para o encaminhamento.

A POLÍTICA NACIONAL DE HUMANIZAÇÃO

A comunicação, dessa forma, se propõe a ser realizada em rede, que se efetiva no momento em que os profissionais estejam inteirados das especialidades existentes em cada região, assim como das necessidades populacionais em cada uma delas. Por exemplo, encaminhar um paciente que chega ao centro com algum problema para outro local, sem saber ao certo que ali ele será devidamente atendido, muitas vezes retornando ao local primeiro, demonstra falta de consciência no que diz respeito ao conceito de acolhimento.

É preciso que os profissionais que interajam mediante essa rede de comunicação conheçam os serviços oferecidos e em que locais, sabendo de antemão, inclusive, os locais deficientes de determinadas especialidades ou profissionais que estejam ausentes, para que ao encaminhar os usuários, estes possam encontrar exatamente o que foram orientados buscar.

Falar de Acolhimento é falar na adesão do paciente ao tratamento, razão da atenção do sistema de saúde, promovendo cura mediante, inclusive, prevenção para o problema apresentado, de forma que possa prescrever também conscientização e proporcionar acolhimento humanitário.

Diversos são os fatores que podem contribuir para o não acolhimento, consequentemente para a não adesão do paciente ao tratamento. Entre eles o próprio relacionamento entre o profissional e o usuário, frio e distante na maioria das vezes, oferecendo inquestionável desconforto para o paciente já fragilizado. A comunicação a que se tem feito menção até o presente momento, como uma diretriz responsável pela solidez dos objetivos da Política Nacional de Humanização de Saúde, é fator preponderante para a sua consecução.

Para tanto, se requer tempo. Tempo para conversar com o paciente e para conhecer o contexto social que o envolve, ou aumento de filas que esperam para serem atendidas, mas, sobretudo, um caminho para que, no futuro, as mesmas filas possam diminuir, contribuição que há de ser reconhecida como a responsável que um dia, pela mudança de paradigmas de atendimento, proporciona conhecimento de saúde à população, diminuindo a incidência de doenças sobretudo pela prevenção.

A presença de centros cada vez mais próximos da população é também um aspecto a ser cada vez mais considerado, uma vez que a proximidade favorece não apenas o acesso populacional, mas, sobretudo a possibilidade do profissional local acompanhar aos usuários que tenham se beneficiado de programas de educação, ou mesmo que necessitem de uma atenção especial quanto à prescrição de medicamentos ou terapias que necessitem acompanhamento.

Convém também ressaltar a importância da educação em saúde, através de programas do Governo Federal, mas também por iniciativas simples dos profissionais localizados em centros e postos de saúde, informando sempre por meio de uma cartilha que esteja em total consonância com as diretrizes do Ministério de Saúde. Informar, educar, também é uma forma eficaz de acolhimento. Pacientes conscientizados sentem-se acolhidos e protegidos. A tendência é que valorizem o que escutam, em especial quando percebem a aproximação espontânea dos profissionais em suas vidas.

Muitas vezes a patologia permanece na vida cotidiana do indivíduo, porquanto este nutre algumas ignorâncias com relação a fatos simples que poderiam mudar seus hábitos ou crenças. O próprio desconhecimento quanto à doença que tenha é um fator que afasta o usuário da busca do sistema de saúde. Ele simplesmente não compreende as informações sobre a patologia que para o profissional são corriqueiras, às vezes nem tão graves como possam parecer, e que uma simples mudança de hábito poderia favorecer o seu desaparecimento.

É importante nesse contexto salientar também o acompanhamento dos pacientes pelos profissionais, com o objetivo de garantir a continuidade do tratamento. A adesão completa precisa em alguns casos passar por esse acompanhamento para que atinja o sucesso esperado, contribuindo assim com o não retorno ao sistema de saúde, com a diminuição dos custos do próprio sistema, e também com o não agravamento da patologia que tornaria o processo de tratamento mais demorado, mais custoso, e em certos casos, possivelmente, não passível de cura.

Outro caso que, se sabe bem, leva à desistência de adesão completa ao tratamento, se dá quando o paciente passa a acreditar nas adversidades

A POLÍTICA NACIONAL DE HUMANIZAÇÃO

que lê na bula do medicamento, e por isso para de tomá-lo. Em artigo[52] escrito para o periódico "Jornal SBC" o Dr. Max Grimberg, diretor do Incor de São Paulo, alerta para o problema, intitulando seu texto de forma pertinente ao assunto: *Leio Bula, Logo Desisto*.

O Dr. Max Grimberg afirma que "cuidar com cuidado" é o que para ele significa "a combinação acolhedora da prudência acerca do potencial iatrogênico para o doente e do zelo ao imperativo de diretrizes para a doença", incluindo aí "o esclarecimento médico 'ao jeito de cada um'". O profissional médico deve ter, portanto, uma quantidade suficiente de "disponibilidade de tempo" para que, tomando o lugar da bula, faça dos termos ali encontrados um esclarecimento mais justo à compreensão do paciente, afinal, cabe a ele ser aquele que "aconselha sobre as necessidades do paciente e respeita os seus valores e preferências".

A Dra. Ana Maria Abrahao Thomaz Chaddad, Diretora Técnica do Hospital Ipiranga, uma das entrevistadas do Programa Conexão Médica em parceria com a Associação Viva e Deixe Viver que discorreu sobre o tema "Governança Corporativa na Saúde; Caso: Hospital Candido Fontoura". No Hospital em tela desenvolveu o programa "Conte Comigo", sendo uma espécie de "serviço de acolhimento" ao paciente e a seus familiares, em que se disponibiliza informações aos pacientes, bem como se faz "companhia" a ele, se necessário.

A Dra. Chaddad também exemplifica através do caso em que uma criança precisa ser examinada e passar por exames de sangue, radiologia, entre outros. O que, se sabe, para este tipo de paciente é excessivo. Neste momento, entra em cena um acolhedor voluntário que está ali para distrair aquela criança, trabalhando o lado lúdico que a encanta, fazendo com que se passe o tempo sem que ela nem perceba a não ser pelas alegrias que vivenciou. Em suas palavras, "o voluntariado é um grande parceiro", responsável pela humanização dentro do hospital.

---

[52] GRIMBERG, Max. "Leio Bula, Logo Desisto". *Jornal SBC*. Ano XXI; n. 147, Outubro, 2014, p. 42. Disponível em: <http://jornal.cardiol.br/2014/outubro/edicao/index.html#42>. Acesso em: 11 dez. 2014.

A Dra. Rose Marie Inojosa, mestre em Ciências da Comunicação, doutora em Saúde Pública, coordenadora de importantes projetos relacionados à saúde e membro fundadora da rede Gandhi – Saúde, Cultura de Paz e Não à Violência, especializada em Gestão de Saúde e Administração Hospitalar, também foi uma das ricas contribuições que recebemos no Programa Conexão Médica e Associação Viva e Deixe Viver, tendo, na ocasião, dividido o debate com o Desembargador do TJSP, Dr. Antônio Carlos Malheiros.[53]

A Dra. Rose Marie Inojosa menciona a ONU como importante personagem para o desempenho de uma cultura de paz, de convivência e portanto de acolhimento. Ela menciona que o manifesto da cultura de paz e não-violência tem seis princípios: *cultivar a generosidade, reinventar a solidariedade, preservar o planeta, escutar para compreender, praticar a não-violência ativa e respeitar a vida e a dignidade de cada pessoa*. Mas, como incluir no sistema de saúde princípios tão simples?

Sua resposta durante o programa foi enfática: "Compreendendo a importância do acolhimento". Acolhimento que ela traduz como ocorrência que se materializa desde um simples sorriso que recepciona a chegada do paciente à instituição de saúde, passando pelo "atendimento da pessoa que está ali começando o processo de relação com o serviço de saúde, com o profissional, com um processo inteiro numa relação de confiança e solidariedade".

A Dra. Maria Angélica Crevelin, sanitarista e mestre em administração de Serviços de Saúde, uma das especialistas que muito enriqueceu o debate da humanização da saúde no Programa Conexão Médica em parceria com a Associação Viva e Deixe Viver ao discorrer sobre o tema "Humanização da Saúde e Ações Governamentais", em conjunto ao Dr. Paulo Seixas, médico sanitarista, professor do Departamento de Medicina Social da Santa Casa de São Paulo, mestre em Administração

---

[53] VIVA HUMANIZAÇÃO. *Declaração Universal dos Direitos Humanos e Saúde*. Palestrantes: Dr. Antônio Carlos Malheiros; Rose Marie Inojosa. Vídeo (1:00:01s). Disponível em: <https://www.youtube.com/watch?v=YBUuEHF9mEo>. Acesso em: 12 dez. 2014.

A POLÍTICA NACIONAL DE HUMANIZAÇÃO

de Empresas de Serviços de Saúde, tendo ocupado importantes cargos no Governo do Estado de São Paulo.[54]

A Prefeitura de São Paulo, conforme a Dra. Crevelin, "possui mais de 400 postos de saúde e vários hospitais qualificados como 'Amigos da Criança', com salas de leitura, brinquedoteca e voluntários capacitados". Ainda segundo sua experiência, os postos de saúde adotam uma gestão de atendimento em que dias e horários são determinados para o atendimento nas áreas de pediatria, ginecologia, clínica médica, coleta de exames e vacinas.

Sua proposta para a situação limitadora é justamente romper com essa tradição, buscando atender à comunidade de acordo com a demanda existente na área de circunscrição do posto de saúde. A isso requer a disponibilidade de mudança na postura dos profissionais e dos serviços, voltando-se para o acolhimento, que se concretiza já inicialmente pela escuta qualificada dessa demanda.

Cobre-se de razão e coerência a Dra. Crevelin quando afirma que "acolhimento é a palavra de ordem da humanização da saúde"; sim, pois, tomemos as diretrizes e dispositivos, quesitos que formam e sustentam a Política Nacional de Humanização, que possuem uma só razão de existência, qual seja o acolhimento do paciente. Através do acolhimento correto se contribui para que o usuário compreenda a necessidade de uma adesão completa ao tratamento proposto em busca da cura para a doença, mas, sobretudo, proporciona a comunicação que conscientiza o usuário da nova direção pela qual se tem trabalhado para mudar o entendimento de saúde no país.

Tomamos ainda de empréstimo as palavras da Dra. Crevelin para afirmar que "acolhimento é a atenção básica, o conjunto de ações de saúde que englobam a promoção, prevenção, diagnóstico, tratamento e reabilitação do paciente". Seu desenvolvimento se dá não menos que pela

---

[54] VIVA HUMANIZAÇÃO. *Políticas Públicas para a Humanização na Saúde*. Palestrantes: Dr. Paulo Seixas; Maria Angélica Crevelim. Vídeo (56:08m). Disponível em: <https://www.youtube.com/watch?v=rYg1nzc8zxc>. Acesso em: 12 dez. 2014.

mudança da forma gerencial, sobretudo com participação, o que compreende a necessidade de comunicação, todos em equipe, voltados para as comunidades em regiões predeterminadas, para que se possa acompanhar mediante corresponsabilidades.

O acolhimento passa a ser mais que uma forma humanizada de atendimento, mas uma decisão que reconhece a sua importância para a promoção da saúde real, que alcança muito mais que ao homem em sua plenitude existencial enquanto se propõe a ouvi-lo, mas porque se volta para a conscientização de seu dever institucional, sobretudo a buscar os moldes da saúde preventiva que ensina, educa e acolhe sobremaneira.

Em seu depoimento, a Dra. Maria Angélica Crevelin informa que a prefeitura de São Paulo criou, por exemplo, o Cuide Sempre, "um programa voltado para os portadores de patologias crônicas, hipertensos, diabéticos, acamados e portadores de transtornos mentais, incluindo atendimento domiciliar". Nas ocasiões em que visitam as comunidades, refere-se ela, atividades que visem à educação para a saúde esclarecem que a "prevenção é tão valiosa quanto um bom diagnóstico e um bom tratamento".

Atividades como essas dão novo sentido aos pensamentos e às crenças humanas, fazendo-os vivenciar momentos de tanta satisfação que a busca de remédios diminui consideravelmente. Isso é um fato na medicina e não há como descartá-lo como peça-chave para o futuro.

Portanto, resta claro que essa mudança de paradigma seja o caminho que desde já mostra seus resultados em benefício dos usuários. A comunicação é o caminho. Somente por ela, com o tempo que se faça necessário, será possível estabelecer confiança do paciente com o médico. Confiando no profissional que o atende, o paciente tem muito mais segurança para seguir o tratamento, ainda que se depare com situações difíceis que terá que trilhar para o restabelecimento de sua saúde.

Contudo, ainda que se saiba que todos esses procedimentos humanizadores tenham o condão de modificar os rumos do sistema de saúde, é necessário que os governos se prontifiquem a fazer a sua parte,

A POLÍTICA NACIONAL DE HUMANIZAÇÃO

disponibilizando melhores salários, remunerações mais justas a partir dos convênios e também ambientes mais adequados para o atendimento. Infelizmente, não é o que se vê nos corredores dos hospitais públicos brasileiros.

Como poderia um profissional cuidar bem de seu paciente, dando-lhe a atenção que necessite, acolhendo-o por todos os meios que se façam possíveis, se ele próprio estiver inserido em um contexto de trabalho onde a degradação, o descaso e o desrespeito sejam a tônica dos governos quando se trate do ambiente profissional e de recursos que precisam estar à disposição para o bom atendimento. Ele próprio adoece. O desgaste físico e emocional que sofre no dia a dia de seu ambiente profissional não o possibilita atender às imensas filas de usuários de forma adequada.

Em um de nossos programas[55] para o debate da humanização da saúde, recebemos o Dr. Adail Almeida Rollo, médico com residência em Clínica Médica, concentração em Terapia Intensiva, pela Faculdade de Medicina Botucatu, Unesp, e Especialização em Saúde Pública na Unicamp, concentração em Gestão e Planejamento em Saúde. Sua valiosa contribuição para os debates da Humanização da Saúde se fez ao discorrer sobre o tema "O futuro da política de humanização brasileira".

Ressaltando mais uma vez a ligação entre as diretrizes e os dispositivos que compõem a Política Nacional de Humanização da Saúde, tomamos de empréstimo a lição do Dr. Adail Almeida Rollo ao afirmar que "o desenvolvimento da humanização está ligado a um processo de mudanças" e estas, por sua vez, vinculadas a um conjunto de dispositivos.

O primeiro dispositivo que o Dr. Adail Rollo ressalta é nada menos que o acolhimento, posto que, conforme já salientamos em outras linhas deste estudo, este é o cerne para que se atinja o preceito maior da promoção de saúde. Afirma o Dr. Adail que o sistema de saúde ainda pratica um

---

[55] VIVA HUMANIZAÇÃO. *O futuro da política de humanização brasileira.* Palestrante: Dr. Adail Almeida Rollo. Vídeo (01:07:18s). Disponível em: <https://www.youtube.com/watch?v=7ooT2vS2IGc>. Acesso em: 14 dez. 2014.

acolhimento inadequado ao usuário, à sua família e, inclusive, ao próprio trabalhador da saúde. Em total consonância aos parâmetros da PNH, sustenta que o bom acolhimento só se faz pela dimensão subjetiva.

É por ela que se alcança uma visão clara sobre as dimensões técnicas da necessidade ou não necessidade, da priorização ou não priorização, estendendo-se à compreensão da dimensão cidadã, onde a tecnologia é uma ferramenta que aproxima o fator do acolhimento, não devendo jamais ser tomada como algo que distancie o profissional do usuário.

Uma questão importante nesse diapasão e que está diretamente vinculada ao acolhimento é o fator preponderante de se encontrar tempo para ouvir o que o usuário tenha a dizer. Essa necessidade deve ser suprida pelo tanto que promove a valorização do paciente como foco principal dos projetos que precisem ser desenvolvidos em seu favor. O primeiro ouvidor, chamemos assim, para o usuário, é a própria equipe que por ele se corresponsabiliza durante o tratamento. A ela se seguiria o próprio gerente da equipe e, ato contínuo, a Ouvidoria.

Outro dispositivo a que se atribui salutar conferência para o sucesso da implantação da PNH se encontra nos processos de trabalho em equipe, em que os profissionais como o médico, o enfermeiro, o psicólogo e o assistente social trabalham juntos, em razão da natureza do problema, na construção de um trabalho *inter* e transdisciplinar, integrando aos projetos o usuário e a família, todos corresponsáveis pelo desiderato do trabalho terapêutico.

Não menos importante é o direito que o paciente tem ao acompanhante, que imprime a realidade de se estar próximo nos ambientes em que sejam permitidos, concluindo que a presença da família faz toda a diferença nesse que é um momento de bastante fragilidade para o paciente. Isso também produz saúde, na opinião do Dr. Adail Almeida.

Trata-se de uma referência afetiva durante a internação, e que pode ser suprida também por meio de arte-terapia, dos contadores de história e de boa música, sendo todos esses instrumentos responsáveis

A POLÍTICA NACIONAL DE HUMANIZAÇÃO

por comprovada elevação de endorfina, que propiciam evidente recuperação do paciente. A ela podemos atribuir uma ligação íntima com o dispositivo da ambiência, este que não se resume apenas ao entorno, à luminosidade, ao conforto, à privacidade e à segurança do paciente, mas ao padrão de afeto e relacionamento humano nesse ambiente.

A carta dos direitos dos usuários esclarece essa dimensão pedagógica e também como se pode aprender com os erros. Para a consecução desse novo sistema de atendimento e gestão é preciso, sobretudo, não temer a exposição dos erros, para que, de imediato, sejam discutidos e assim possam ser revertidas as ações que os proporcionaram, dando um novo enfoque ao trabalho. A essência da melhora no atendimento está em abrir-se ao novo todos os dias, mediante os casos que se apresentem, posto que cada um traz consigo as particularidades pessoais dos pacientes.

Por fim, como não poderia deixar de lado, o Dr. Adail atribui à gestão compartilhada, à gestão colegiada, aos contratos claros de gestão entre a direção do hospital e as várias equipes, à direção do hospital e à secretaria de saúde o definitivo dispositivo que proporciona toda essa realidade que propõe mudanças nos paradigmas de atendimento das organizações de saúde. A gestão, ao compor parâmetros financeiros, sociais e políticos sustentáveis, produzirá saúde adequada.

É, em suma, a união de esforços, passando pela necessária valorização do trabalhador do sistema de saúde que irá produzir os resultados vislumbrados pela PNH.

Em outro de nossos encontros promovidos pelo Programa Conexão Médica em parceria com a Associação Viva e Deixe Viver, obtivemos a importante contribuição referente ao tema do acolhimento, por parte da Dra. Albertina Duarte Takuti, médica obstetra e ginecologista, coordenadora estadual do Programa de Saúde do Adolescente e presidente do Conselho Municipal de Direitos da Criança, que discorreu sobre o tema "O Compromisso do Profissional da saúde em programas de prevenção".[56]

---

[56] VIVA HUMANIZAÇÃO. *O Compromisso do Profissional da saúde em programas de prevenção*. Palestrante: Albertina Duarte Takuti. Vídeo (00:58:11s). Disponível em: <https://www.youtube.com/watch?v=ypbaIgBSA9c>. Acesso em: 14 dez. 2014.

Ao focar seu debate na fase da adolescência, a Dra. Albertina Takuti demonstrou sua preocupação, que deve ser de todos, quanto ao acolhimento e orientação do adolescente desde os momentos da escola, passando pela família e sua inserção na sociedade, culminando nas ações de saúde que precisam se voltar para essa fase da vida, em especial no que diz respeito aos aspectos da sexualidade e da prevenção das doenças sexualmente transmissíveis.

Quando trata do aspecto de vida da adolescência, a Dra. Albertina Takuti nos leva a compreender que nesse tempo há uma grande e natural tendência para a exposição a riscos, pois diferentemente das crianças que tendem a fazer perguntas, estes costumam se posicionar segundo o conceito que entendem dos mais diversos assuntos. Percebe-se aqui o que temos discorrido sobre a importância da conversa, da comunicação entre o profissional da saúde e o paciente, ou mesmo com o usuário, enfim, este que, como membro da comunidade, deve ser o foco principal dos projetos educacionais de prevenção de doenças.

Ao envolvermos os familiares e as comunidades diversas, empreendemos os primeiros rudimentos de proteção, segundo o conceito de acolhimento, dando vazão a projetos educacionais mais arrojados que preparam e conscientizam a sociedade para os benefícios da medicina preventiva. Segundo a Dra. Albertina Takuti, o acolhimento está presente na prevenção primária, mediante a investigação para o diagnóstico precoce; também na secundária quando se busca o tratamento adequado; e, finalmente, na terciária, conforme se concentra na reabilitação de possíveis sequelas que se apresentem.

O acolhimento está diretamente ligado ao conhecimento do universo em que esteja inserido o paciente. Para que haja o acolhimento de um adolescente, por exemplo, tomando ainda a linha de pensamento da Dra. Albertina Takuti, é necessário conhecer seus pensamentos, suas crenças, seus medos e esperanças, seus grupos e seus gostos. Afinal, todos esses aspectos e hábitos falam muito a respeito de uma pessoa.

Segundo a especialista é nessa época que o adolescente está formando sua própria imagem, seus conceitos, portanto, sendo de grande

A POLÍTICA NACIONAL DE HUMANIZAÇÃO

valia para os profissionais de saúde voltados para os projetos educativos, de prevenção, ou mesmo de atendimento, que tenham acesso a esses dados. Saber se a família e o trabalho somam conceitos produtivos a seu começo de vida adulta. Se saúde e doença são conceitos claros para a população que compreende essa fase da vida, e, sobretudo, se a educação, como todos os itens anteriormente ressaltados, funciona de fato como um fator de proteção, de acolhimento.

Caso esses conceitos sejam distorcidos ou desconhecidos, podem estar influenciando negativamente na formação do desenvolvimento físico e emocional dessas pessoas ainda jovens. Dizemos negativamente levando em consideração que estejam recebendo formação deficiente, que haverá de manifestar-se em fase mais adulta com grandes lacunas, com respostas que não possam ser dadas devido ao desconhecimento da vida, proporcionando, na pior das hipóteses, comportamentos desequilibrados e se tratando de sua própria saúde.

É preciso considerar, por exemplo, que a adolescência é ainda um período de crescimento, tanto físico como emocional. A identidade estará sujeita à medida desse desenvolvimento. Utilizando do discurso da Dra. Albertina Takuti, é nessa fase que adolescentes "desenvolvem criatividade, sensibilidade, juízo crítico; discutem a afetividade e descobrem a sexualidade em relação ao outro tanto quanto a importância do projeto de vida". Sem o desenvolvimento desses aspectos podem tomar atitudes nefastas que perdurarão pela fase adulta.

Por isso a importância de espaços como a Casa do Adolescente, em São Paulo, citado pela Dra. Albertina Takuti durante o debate no Programa da Conexão Médica em parceria com a Associação Viva a Deixe Viver. Será por intermédio da intervenção comunicativa de profissionais da área de saúde, tomando por base dados sociais e culturais, promoverá um acolhimento efetivo, devido, sobretudo, a esclarecimentos pronunciados abertamente, resultando em um amadurecimento desses futuros adultos, que aí, então mais conscientes, se permitem vivenciar os benefícios da saúde preventiva, tornando-se agentes multiplicadores dessa educação.

É importante ressaltar uma necessidade que mencionamos anteriormente, quando dissemos sobre a responsabilidade de outras pastas governamentais estarem caminhando em conexão com a área de saúde. A falta, por exemplo, de atividades esportivas e culturais, segundo a assertiva da Dra. Albertina Takuti, representa 85% dos problemas sociais. Sabe-se que outros quesitos são de responsabilidade da própria pasta da saúde. A iniciar pela educação em saúde.

O que dizer, portanto, dos problemas odontológicos que podem limitar a comunicação entre os jovens? Que diremos, então, quanto às limitações que se impõem ao aspecto psicológico, que por igual monta, nesta mesma perspectiva, limita-os psicologicamente, devido a vivências com problemas ginecológicos, aborto, doenças sexualmente transmissíveis, entre outros, como bem ressalta a especialista preocupada em ver revertido esse quadro através de iniciativas governamentais que fomentem espaços que incentivem a consciência à saúde.

Dra. Albertina nos esclarece que o melhor acolhimento ao adolescente é aquele que busca por "enfoques diferentes", as respostas mais adequadas, posto que melhor esclarecedoras. E é aí que entra a comunicação mais completa no sentido da humanização. Não mais se pergunta apenas sobre a dor, mas também sobre os sentimentos; não mais apenas a doença, mas, sobretudo o cotidiano, pois agora e para o futuro, o foco é o paciente e todo o universo que o influencia como a pessoa que é, ou que esteja escondida dentro de si mesmo. O ideal é, com base na cidadania e na realidade proposta pelos direitos constitucionais e humanos, diagnosticar a vida.

Valorizando, mediante ações educativas, o indivíduo e o contexto social em que esteja inserido, é possível reverter a situação presente, proporcionando autoestima ao adolescente, a fim de que se posicione com muito mais razão de ser do que o faria por comportamentos resultantes de desequilíbrios por respostas que não teve no passado.

Estamos falando de adultos saudáveis no aspecto físico e mental, responsáveis por suas próprias decisões, tomadas a partir de uma educação preventiva que tenham recebido em tempo oportuno. Estarem

A POLÍTICA NACIONAL DE HUMANIZAÇÃO

sujeitos a doenças outras, de cunho hereditário ou por outro motivo, é outra face da luta a ser travada pela medicina, que por esforços tecnológicos também devem se voltar ao benefício da população.

Dra. Albertina Takuti ressalta a importância dos grupos de artesanato, oficinas de teatro, de nutrição, de sentimentos, o plantão psicológico, o grupo de gestantes, os clubes de leitura, a oficina de idiomas, os encontros de adolescentes, a dança, a música e o esporte, como ferramentas fundamentais no processo do acolhimento participativo. Ele pode se dar tanto na sala de espera como nas entrevistas, na escola, na família e nas consultas. Importa que a sociedade saiba da corresponsabilidade de todos para a consecução desses esclarecimentos e sucesso dos projetos propostos.

A essência para todos esses instantes está, sobretudo, na oportunidade em saber ver, ouvir e sentir a pessoa acolhida, afirma a especialista. Ela é enfática ao testemunhar que nos trabalhos presenciados com adolescentes mediante essas ferramentas de acolhimento se pode verificar que eles falam inclusive de seus sentimentos e emoções, e não apenas de suas dores.

E, por fim, pelo resultado de suas experiências, a Dra. Albertina conclui que a medicina, a enfermagem e a psicologia deveriam trabalhar muito mais pela prevenção do dano do que com a reabilitação. Por isso a importância de que os governos se conscientizem dos novos caminhos a serem tomados e forneçam, levando em conta os dados estatísticos provenientes dessa comunicação incansável, verbas governamentais que permitam desenvolver a contento esses importantes processos, não apenas com trabalhos de pesquisa, mas mediante campanhas esclarecedoras e eficientes de educação em saúde.

2.4 AMBIÊNCIA

Conforme fora salientado anteriormente, ambiência não é só o ambiente, mas também o entorno, a luminosidade, o conforto, tanto quanto a privacidade e a segurança, mas, sobretudo, o padrão de afeto e relacionamento humano vivenciado naquele ambiente. Portanto, é

99

também notória a relação existente entre o dispositivo conhecido por Ambiência e a diretriz do Acolhimento.

Este dispositivo encontra respaldo não apenas pela forma acolhedora com que recebe o usuário, mas é, sobretudo um dispositivo colocado em favor do trabalhador de saúde que nele encontra à disposição da execução de seu trabalho um ambiente agradável que o estimule a cumprir com suas obrigações.

Logo, pode-se perceber que o dispositivo da Ambiência está também ligado ao processo de formação do profissional, tema que iremos discorrer adiante. Nesse diapasão, utilizamos a lição do doutor em Saúde Coletiva pela Universidade Estadual de Campinas, Dr. Dário Frederico Pasche, coordenador da Política Nacional de Humanização da Atenção e Gestão do SUSPNH/MS, enquanto discorre que, na perspectiva dos trabalhadores de saúde, "humanização da saúde tem relação direta com a valorização do trabalho e do trabalhador".[57]

E valorizar, afirma o especialista, se faz também mediante as condições de trabalho, que vão desde a baixa remuneração até à ambiência do local onde o profissional esteja inserido a cumprir suas funções, influenciando, assim, "negativamente na produção de saúde".[58]

O Ministério da Saúde, preocupado em expandir o conhecimento das ações e tecnologias que movem e sustentam a Política Nacional de Humanização, disponibiliza as cartilhas da PNH como veículo para a compreensão das propostas e início dos debates que alcancem novos patamares que humanizem cada vez mais o sistema de saúde, exclusivamente por meio da atenção e da cogestão. Em uma delas, trata especificamente do tema Ambiência, que utilizamos para expor um pouco sobre o assunto.

---

[57] MINISTÉRIO DA SAÚDE. Secretaria de Atenção à Saúde. *Política Nacional de Humanização*: Formação e intervenção. Vol. 1. Brasília: Ministério da Saúde, 2010, p. 65. Disponível em: <http://bvsms.saude.gov.br/bvs/publicacoes/cadernos_humanizaSUS.pdf>. Acesso em: 16 dez. 2014.

[58] MINISTÉRIO DA SAÚDE. Secretaria de Atenção à Saúde. *Política Nacional de Humanização*: Formação e intervenção. Vol. 1. Brasília: Ministério da Saúde, 2010, p. 65. Disponível em: <http://bvsms.saude.gov.br/bvs/publicacoes/cadernos_humanizaSUS.pdf>. Acesso em: 16 dez. 2014.

A POLÍTICA NACIONAL DE HUMANIZAÇÃO

Segundo o conceito de Ambiência na PNH, apresentado pelo órgão federal, o dispositivo "refere-se ao tratamento dado ao espaço físico entendido como espaço social, profissional e de relações interpessoais que deve proporcionar atenção acolhedora, resolutiva e humana".[59] Discorre-se com isso sobre algo que está além das paredes e da disposição dos ambientes, mas por algo que leva em consideração, também, aspectos culturais e sociais que caracterizam as pessoas que dele se valem em busca de saúde.

Segundo a lição da cartilha do Ministério da Saúde, o conceito de Ambiência se traduz por três linhas de entendimento, que, salientemos, precisam funcionar em conjunto, a saber: inicialmente, o espaço em si, com as suas disposições de salas segundo o conforto que necessitem proporcionar, tanto quanto a fundamental privacidade do paciente, aspectos que deem ao ambiente a interação necessária, tais como cor, cheiro, som, morfologia e iluminação, a fornecer, assim, ambiente agradável tanto aos trabalhadores quanto aos usuários.

A outra linha na qual se apoia é a do espaço que possibilite "a produção de subjetividades – encontro de sujeitos – por meio da ação e reflexão sobre os processos de trabalho". E, por fim, discorre a cartilha *Ambiência* "o espaço usado como ferramenta facilitadora do processo de trabalho, favorecendo a otimização de recursos, o atendimento humanizado, acolhedor e resolutivo".[60]

Quanto aos aspectos do conforto, é notório que operam mediante a sutileza, proporcionando ambientes equilibrados e harmônicos, a criação de ambiências acolhedoras, contribuindo de forma inegável na produção de saúde. A cartilha do Ministério da Saúde traz relatos de profissionais que testemunham a influência do ambiente nos pacientes.

---

[59] MINISTÉRIO DA SAÚDE. Secretaria de Atenção à Saúde. Núcleo Técnico da Política Nacional de Humanização. *Ambiência*. 2ª ed. Brasília: Editora do Ministério da Saúde, 2010. Disponível em: <http://bvsms.saude.gov.br/bvs/publicacoes/ambiencia_2ed.pdf>. Acesso em: 16 dez. 2014.

[60] MINISTÉRIO DA SAÚDE. Secretaria de Atenção à Saúde. Núcleo Técnico da Política Nacional de Humanização. *Ambiência*. 2ª ed. Brasília: Editora do Ministério da Saúde, 2010. Disponível em: <http://bvsms.saude.gov.br/bvs/publicacoes/ambiencia_2ed.pdf>. Acesso em: 16 dez. 2014.

O primeiro deles fala de uma simples mudança de cores no ambiente da pediatria, em que a inclusão de harmonização entre as cores retira de cena um ambiente inexpressível, onde os pequeninos pacientes foram altamente estimulados, de forma positiva, pela introdução dos novos matizes, tornando-se, inclusive, um local atrativo na enfermaria.

O segundo relato testemunha a conclusão de enfermeiros quanto à influência da morfologia de uma enfermaria com três leitos, onde o paciente que estivesse disposto no meio acabava sempre por ter maior dificuldade de recuperação. Atribuíram ao fato à falta de privacidade, uma vez que os pacientes dispostos nas extremidades teriam acesso às janelas do local.

Morfologia, um detalhe que pode não ser ensinado nas faculdades da área de saúde, mas que, ao ser observado pelos profissionais de saúde, e manifestado nas reuniões entre as equipes e a direção da organização de saúde, opinando sobre as possibilidades de redimensionamentos dos espaços poderá fazer, por certo, toda a diferença para seus pacientes, assim como para si próprios. A iluminação, assim como a morfologia dos espaços, é outro aspecto a ser observado, devendo transmitir, sobretudo, qualidade.

A orientação do material do Ministério da Saúde é no sentido de que a iluminação possa compor ambientes acolhedores, aconchegantes. A iluminação artificial, por exemplo, "pode ser trabalhada em sua disposição, garantindo privacidade aos pacientes com focos individuais nas enfermarias, facilitando as atividades dos trabalhadores e também a dos pacientes". A luz natural, por sua vez, segundo a cartilha *Ambiência*, "deve ser garantida a todos os ambientes que permitirem"; e ainda ressalta quanto ao direito do usuário em conhecer se é dia ou noite, se faz sol ou chove, pois isso faz toda a diferença para o tratamento.

E dessa forma a cartilha segue orientando também quanto ao cheiro e aos sons. Afirma o Ministério da Saúde[61] que o cheiro pode ser

---

[61] MINISTÉRIO DA SAÚDE. Secretaria de Atenção à Saúde. Núcleo Técnico da Política Nacional de Humanização. *Ambiência*. 2ª ed. Brasília: Editora do Ministério da Saúde, 2010. Disponível em: <http://bvsms.saude.gov.br/bvs/publicacoes/ambiencia_2ed.pdf>. Acesso em: 16 dez. 2014.

A POLÍTICA NACIONAL DE HUMANIZAÇÃO

considerado, desde que proporcione sensações de bem-estar aos pacientes. Também quanto ao som é orientado a dele se utilizar em espaços de espera ou mesmo enfermarias, devendo ser composto por música ambiente, relaxante, harmoniosa. Nesse quesito – som – devido ao fator privacidade, devem-se levar em conta também os aspectos da proteção acústica para garantir a tranquilidade e a intimidade do paciente.

A arte, por exemplo, é outro aspecto que proporciona qualidade aos tratamentos a que estão submetidos os pacientes, trabalhando a expressão, os significados que produzam, extravasando sentimentos, comunicando-se, enfim.

O dispositivo da Ambiência também compreende a necessidade de se pensar os ambientes que não sejam apenas os leitos e locais de exames e consultas. Preocupa-se com as áreas que ofereçam conforto desde a porta de entrada, na recepção, onde haja mobiliário suficiente a constituir espaços de espera ou descanso para os pacientes, acompanhantes e mesmo para os trabalhadores da saúde.

Normalmente, locais como jardins e áreas abertas cumprem a função para o bem-estar de todos, podendo oferecer atividades físicas leves, como o *tai-chi*, alongamentos, entre outras. Segundo a cartilha *Ambiência*, anteriormente citada, nas Unidades Básicas essas áreas demonstram um papel importante para "encontros e integração, locais de passagem em seus diferentes sentidos, que podem configurar-se como espaços e momentos de diferentes trocas, contribuindo para a produção de saúde".[62]

A necessidade primeira, fundamental, que se volta para esse planejamento físico-estrutural é proporcionar garantias à privacidade e à individualidade do paciente, sobretudo. É certo e comprovado que agregam em muito no aspecto do tratamento, contudo, é pensando nesses dois quesitos que encontram seu respaldo mais necessário. Enquanto a privacidade confere garantias à preservação da intimidade do

---

[62] MINISTÉRIO DA SAÚDE. Secretaria de Atenção à Saúde. Núcleo Técnico da Política Nacional de Humanização. *Ambiência*. 2ª ed. Brasília: Editora do Ministério da Saúde, 2010. Disponível em: <http://bvsms.saude.gov.br/bvs/publicacoes/ambiencia_2ed.pdf>. Acesso em: 16 dez. 2014.

paciente, mediante, por exemplo, o uso de divisórias ainda que móveis, a individualidade é resguardada ao tempo em que a organização se preocupa com a característica sociocultural de cada paciente, respeitando sua identidade.

A essência de todas essas preocupações pelo bem-estar dos usuários, dos acompanhantes e trabalhadores da saúde reside no fato de que possam se identificar com seus próprios espaços culturais, disponibilizando aos primeiros o sentimento de acolhimento e aos trabalhadores até mais que isso, posto que lhes dê a oportunidade de sentirem-se bem para realizar o objetivo maior de sua função que é a produção de saúde.

As ações propostas pela Política de Humanização de Saúde também alcançam seu desiderato enquanto incentivem o surgimento desses espaços que possibilitem a reflexão entre os trabalhadores, garantindo dessa forma a construção de projetos terapêuticos que garantam o avanço na produção de saúde, à medida que integrem os profissionais mediante a interação dos mais diversos saberes em espaços que, notoriamente, ofereçam satisfação na execução de suas funções.

O sucesso para esses projetos espaciais depende em geral da comunicação. Ela novamente, e sempre. São os médicos, os enfermeiros e os trabalhadores dos demais setores administrativos aqueles que podem melhor opinar sobre as vantagens e desvantagens de como os espaços têm sido distribuídos, sugerindo mudanças. São eles que atuam no dia a dia e conhecem como ninguém o que pode contribuir para o bom andamento da organização. Cumpre lembrar a importância também do paciente, que sente diretamente os efeitos do acolhimento ambiental.

Aos espaços já existentes e precisamente fechados, posto que pensados a partir de uma gestão hoje ultrapassada, convém consultar os técnicos em edificação, arquitetura, planejamento de interiores com funções específicas, ouvindo sempre aos trabalhadores da saúde que ali cumprem suas funções, tanto quanto aos pacientes e seus acompanhantes que desses espaços lançam mão para seu acolhimento.

A POLÍTICA NACIONAL DE HUMANIZAÇÃO

Tomemos de empréstimo a lição[63] sobre essa integração entre as diretrizes e dispositivos mencionada na Cartilha *Formação e Intervenção do Ministério da Saúde*, pelo professor Dr. Eduardo Passos, do Departamento de Psicologia da Universidade Federal Fluminense (UFF), que foi consultor da Política Nacional de Humanização de 2003 a 2008 e coordenador do Núcleo de Formação e Pesquisa do HumanizaSUS entre 2007 e 2008, em que, por uma situação hipotética, tenha que se iniciar "um plano de intervenção com a diretriz da Clínica Ampliada e o dispositivo do Acolhimento com Classificação de Risco", sabe-se, o andamento do processo envolverá necessariamente a Cogestão, os Direitos dos Usuários, a Ambiência e outros dispositivos.

Pergunte-se como pode haver construção de subjetividades, acolhimento, projetos terapêuticos e integração eficaz entre todos os personagens se estiverem inseridos em um ambiente confuso, degradante, caótico como em centenas de locais pelos rincões deste país se pode encontrar com extrema facilidade. Não é possível. Tampouco pode haver o melhor aproveitamento dos profissionais, acolhimento de suas ideias, de suas impressões, que normalmente estarão sob um peso de estresse maior do que poderiam estar submetidos.

Projetos arquitetônicos podem se apresentar como excelentes ferramentas na construção de um sistema de saúde que atenda à sua essência, qual seja produzir saúde com qualidade, a ponto de poder atingir grande parte de suas funções por meio da medicina preventiva. O processo de trabalho como um todo, levando em consideração as propostas de integração entre as especialidades, criando novas subjetividades, é extremamente beneficiado enquanto receba atenção do conhecimento arquitetônico.

O cerne de toda essa mudança deve estar, sobretudo, na comunicação entre os pares e deles com os pacientes, conhecendo para suprir as

---

[63] MINISTÉRIO DA SAÚDE. Secretaria de Atenção à Saúde. *Política Nacional de Humanização*: Formação e intervenção. Vol. 1. Brasília: Ministério da Saúde, 2010. Disponível em: <http://bvsms.saude.gov.br/bvs/publicacoes/cadernos_humanizaSUS. pdf>. Acesso em: 16 dez. 2014.

necessidades que, por ventura, possam estar coexistindo ao processo de trabalho, sem que haja seu reconhecimento imediato. A mudança de ambientes e construção de novas ideias espaciais para a disposição dos usuários e trabalhadores da saúde, por si só, não resolvem o desiderato da produção de saúde com excelência. É preciso comunicar para humanizar. Uma vez em um caminho de humanização, a comunicação tende a se desdobrar em feitos mais expressivos ainda.

2.5 DIREITOS E DEVERES DO USUÁRIO

Um tema que atribuímos grande importância para a Política Nacional de Humanização é o que trata dos Direitos e Deveres do Usuário. Incluído na pauta do Programa Conexão Médica, em parceria com a Associação Viva e Deixe Viver para os debates que mantivemos com os especialistas da área de saúde, originou assuntos como A Declaração Universal dos Direitos do Homem e Saúde; O Programa Nacional de Humanização na Saúde Hospitalar – PNHAH; A Humanização da Saúde e Ações Governamentais; Os Direitos e Deveres do Paciente; Os Direitos e Deveres da Administração Pública; O Futuro da Política de Humanização Brasileira.

Para iniciarmos a exposição do tema, convém retomarmos rapidamente os objetivos que fundamentam a Política Nacional de Humanização. Como afirmamos no início destes estudos, no ano de 2001, graças ao movimento do Congresso de Humanização Hospitalar, nasceu o HumanizaSUS junto ao Ministério da Saúde. Entre os principais objetivos da Política Nacional de Humanização está a redução de fila e tempo de espera, o atendimento acolhedor, o direito de todo o usuário saber quem são os profissionais que o atendem, entre outros.

Os direitos dos usuários devem ser devidamente informados pelos profissionais de saúde, com base no próprio Código do SUS, esclarecendo temas que vão desde o funcionamento da administração, passando pela comunicação que se busca obter, até o recebimento do paciente. É importante sempre acrescentar quanto as ONGs e as instituições têm contribuído para que esse objetivo se torne uma realidade.

A POLÍTICA NACIONAL DE HUMANIZAÇÃO

A Associação Viva e Deixe Viver, os Doutores da Alegria, o Projeto Carmim e muitas outras têm desenvolvido um excelente trabalho nesse sentido, proporcionando alegria e entretenimento às crianças e aos adolescentes, estimulando integrações por intermédio do uso da arte e também por meio dos contadores de histórias, tudo com muita harmonia, levando pacientes portadores de doenças graves, que sentem dores e que vivem depressões por conta de seu estado de saúde desliguem-se por uns instantes diante de toda essa alegria proporcionada pelo processo lúdico.

Adentrando ao que fora exposto no debate[64] em que participou o Desembargador do Tribunal de Justiça do Estado de São Paulo, Dr. Antônio Carlos Malheiros, contador de histórias no Hospital Emílio Ribas como voluntário da Associação Viva e Deixe Viver, dividindo a mesa com a Dra. Rose Marie Inojosa para tratar do tema "Declaração Universal dos Direitos do Homem e da Saúde", apresentamos um breve relato sobre o histórico dos direitos humanos.

Decorrendo da Revolução Francesa, a Declaração Universal dos Direitos Humanos do Homem inaugura a primeira geração a lutar pelos direitos humanos. Em que pese ter se livrado do rei e do absolutismo, o homem logo vê sua liberdade sendo tolhida pelo sistema de Revolução Industrial. Máquinas e patrões dão o ritmo e as regras do trabalho. O homem agora é prisioneiro do capital, das horas excessivas de trabalho, produzindo muito e recebendo pouco.

Passam então a buscar o que se entende ter sido a segunda geração dos direitos humanos, conhecidos pelo direito de igualdade. Nessa época surgem os movimentos do proletariado que, contudo, não alcançam a tão sonhada igualdade, pois se inicia um tempo de grandes atrocidades, genocídios e guerras. Para dizer o mínimo, citamos a primeira e a segunda guerra mundial. Ao final desta, já no ano de 1948, após a criação da ONU, surge a terceira geração dos direitos humanos,

---

[64] VIVA HUMANIZAÇÃO. *Declaração Universal dos Direitos Humanos e Saúde*. Palestrantes: Dr. Antônio Carlos Malheiros; Rose Marie Inojosa. Vídeo (1:00:11s). Disponível em: <https://www.youtube.com/watch?v=YBUuEHF9mEo>. Acesso em: 12 dez. 2014.

qual seja pela Declaração Universal dos Direitos do Homem, com princípios que, se observados pela humanidade, viveríamos outra situação humana.

Para o Desembargador Antônio Carlos Malheiros, em acordo com a Dra. Rose Inojosa, estendendo sua compreensão advinda da prática jurídica como julgador mas também como voluntário da Associação Viva e Deixe Viver no Emílio Ribas, esse tipo de acolhimento, solidário por natureza, está intimamente ligado aos direitos humanos, atribuindo o real significado da solidariedade, do saber ouvir, e de ficar do lado de quem esteja sofrendo.

Em sua opinião durante o programa, "o terceiro setor está cheio de vida", com uma vontade enorme de grandes realizações, mas encontra grandes dificuldades quando se depara com o primeiro setor, posto que há uma estrutura perversa e enraizada que perdura por décadas, "que não tem mais cara nem nome, e que emperra todo o trabalho voluntário".

Pergunto: não seria tempo para repensarmos esse contexto desde os bancos da faculdade? Sim, pois somente mediante a renovação de mentalidade de toda uma geração se poderá implantar, de fato, um quadro de saúde que prime pelo real cuidado ao paciente.

Não raro, ressurge a questão que aqui reproduzimos pelo direito do usuário do sistema de saúde: Por que o cidadão ainda necessita recorrer ao Judiciário para ver respeitado o seu direito de receber o remédio que tanto precisa? Não seria essa atitude um exemplo de desumanização por parte de quem deveria cuidar para que todo o processo de produção de saúde fosse devidamente respeitado?

O Desembargador Antônio Carlos Malheiros nos responde que esta é, de fato, uma situação em que nosso país insiste em resistir, engatinhando ainda, como ele bem o afirma. Ele o faz não apenas como conhecedor dos Direitos Humanos, ou mesmo como voluntário nos hospitais, testemunha ocular das tantas barreiras que os usuários precisam transpor para conseguir o remédio de que precisam. Ele certifica esta realidade também como magistrado que é, e se depara com situações em que os usuários-peticionários relatam bater às portas das organizações de saúde em busca do medicamento e ouvirem destas que "não é por maldade ou por crueldade, mas não têm capacidade para lhes servir".

Como pode ser isso? Não ter capacidade para servir, segundo a razão de sua própria existência? Todos os dias, noticiado ou não, sabe-se que pessoas não têm para onde ir e morrem nas calçadas. Isso é um absurdo e, os profissionais da saúde, em especial, não podem cruzar os braços sob o pretexto de que não tem como interferir nos processos administrativos dos governos. O que se vê, em muitos casos, são governos e gestores administrando muito mal os recursos da saúde, infringindo gravemente os direitos constitucionais dos usuários, e isso, convenhamos, não pode continuar.

Por essa razão também o surgimento da Política Nacional de Humanização e suas propostas de cogestão, fomentando a participação ativa dos profissionais, usuários e conselhos, todos em uníssono marchando em direção ao equilíbrio de uma produção de saúde que realize sua razão de ser. Não há dúvidas quanto aos esforços de médicos e demais profissionais nesse sentido, contudo, o paciente sem remédios simplesmente piora e morre. E isso é inaceitável.

Somos todos agentes multiplicadores nesse processo de produção de saúde e, sobretudo, fiscalizadores do bom emprego dos recursos, portanto, é salutar, pelo bom exercício da cidadania, que cada um de nós se disponha a conhecer seus direitos, tanto quanto possamos esclarecê-los aos mais desvalidos, junto às favelas, aos cortiços, às comunidades carentes, cobrando resultados por parte dos representantes nas câmaras legislativas, pois no momento em que os governos e gestores perceberem a defesa dos mais esclarecidos em favor daqueles que tanto têm sofrido nas filas dos hospitais, por certo haverá uma mudança de postura na execução de suas funções.

O Desembargador Antônio Carlos Malheiros afirma que há um movimento enorme para que a Procuradoria de Assistência Judiciária force o Sistema de Saúde a fornecer medicamentos, e que vem obtendo bons resultados, pois o Judiciário está atento ao dever constitucional do Estado. No entanto, é preciso rever os orçamentos governamentais, afinal não é possível ver as pessoas passando fome e doentes sem remédios. Se nós não nos dispusermos a acompanhar o desenrolar desse processo de humanização, essa política pública pode, de fato, não acontecer.

Essa tem sido a preocupação, por exemplo, da Associação Viva e Deixe Viver, que em parceria com a Associação Paulista de Medicina, procura caminhos incessantemente para que sejam promovidos os esclarecimentos da humanização da saúde. Afinal, de posse dos objetivos do Programa Nacional de Humanização da Assistência Hospitalar – PNHAH, busca conscientizar as pessoas, sejam elas pacientes, usuários, acompanhantes, profissionais de saúde ou gestores quanto aos direitos que norteiam essas metas que precisam ser alcançadas em favor da produção de saúde.

Pode-se começar esclarecendo e aplaudindo as iniciativas notoriamente vitoriosas que têm sido implantadas na rede pública hospitalar. A busca da melhoria do atendimento e atenção ao usuário, por parte da rede hospitalar credenciada ao SUS, partindo do pressuposto que a comunicação entre os profissionais, tanto quanto a ouvidoria que se abre aos reclames dos usuários, pavimentam boa parte da identificação dos problemas que possam estar ocorrendo nesses locais. Assim, brotam as mais diversas sugestões que só mesmo o dia a dia é capaz de fornecer com a devida coerência de quem conhece o ambiente, os problemas e as soluções.

Também a modernização das relações de trabalho nas organizações públicas de saúde é outro caminho a ser considerado, tendo em vista ser um direito dos trabalhadores, posto o desgaste que estas vêm sofrendo ao longo de décadas por conta da má-gestão. Isso pode ser feito pelo viés da capacitação do profissional, dando-lhe condições de exercer suas funções com maior aprimoramento no que concerne ao objetivo maior que é produzir saúde, atrelado à consciência de que humanização e cidadania são pilares que sustentam essa premissa.

A consecução desse direito beneficia também aos usuários, tendo em vista que a contrapartida se apresente em melhor acolhimento, mas,

A POLÍTICA NACIONAL DE HUMANIZAÇÃO

sobretudo, aos profissionais que têm de lidar com situações subjetivas todos os dias, empreendendo com objetividade humanizadora o trato com os pacientes a que se dispuseram bem cuidar quando ainda em suas formações profissionais. É importante não esquecermos que são esses profissionais que, de fato, promovem a saúde. Contudo, também convém lembrar que em não raras ocasiões eles são esquecidos, não recebendo a atenção que mereçam, afinal, é preciso considerar o distanciamento entre a realidade ao tempo de sua formação e as mazelas desveladas no dia a dia das organizações de saúde.

É preciso, portanto, também ouví-lo, meditar a partir de seus reclames e observações, para que se extirpem o quanto antes os problemas que tornam o trabalho desses profissionais estressante, em detrimento do prazer e satisfação iniciais que os moveram quando ainda ao tempo de sua formação. Isso é, sem dúvida, implantar novas iniciativas de humanização nos hospitais.

Há uma situação que se repete no Brasil com as mudanças dos governos a cada quatro anos; com elas, advem as mudanças nas secretarias de saúde e nos ministérios, alterando normas e muitas vezes desrespeitando conquistas importantes na área administrativa, e tudo por simples vaidade de gestão, para se deixar a "marca pessoal do governo".

Existe também a questão dos honorários médicos que são irrisórios, para não dizer vexatórios, obrigando o profissional a trabalhar muito mais do que deveria, resultando em um desgaste que se reflete na atenção que tenha que dar aos usuários do sistema de saúde. Isto sem falar das ocasiões em que o profissional tem seu direito a um ambiente adequado de trabalho totalmente desrespeitado. Basta que se aponte as centenas de precárias condições técnicas, de conforto e de higiene que se encontram pelas organizações de saúde deste país.

Garantir os direitos do trabalhador da área de saúde é, antes de mais nada, o reconhecimento do direito a processos de trabalho que lhe acrescentem e não que o diminuam enquanto pessoa. Reconhecer essa necessidade é reconhecer a extensão que caracteriza o termo "direito à saúde do cidadão", como algo que não se restrinja apenas aos direitos do usuário.

111

Referente ao direito à saúde do cidadão, tomados pela extensão dos cidadãos a que protegem, a saber, usuários e também os profissionais inseridos ao contexto da produção de saúde, é do conhecimento de muitos que seu surgimento encontrará no pilar da ética uma de suas fontes primárias, haja vista a disciplina ter se debruçado a meditar ainda nos tempos da Grécia antiga a valoração de princípios que se norteiem pela produção de bem-estar quando da intervenção em favor da saúde do paciente.

Para tanto, em outras partes deste estudo pudemos discorrer à exaustão a necessidade de compreender o ser humano a partir de uma complexidade de características universais que o constituem como pessoa. Por aí passam a consciência de se vislumbrar o ser humano por seu viés psíquico, espiritual e físico, dentro de um contexto social e cultural a que esteja inserido.

A medicina obteve grande contribuição por parte de Hipócrates, na Grécia, em especial no que concerne à ética médica, enquanto se percebeu, como afirmamos anteriormente, que as atividades do médico deveriam caminhar, sobretudo, no que diz respeito à produção de bem estar de seus pacientes. Não à toa, o Código de Ética idealizado à época ainda hoje encontra observação e aplicação, em especial quando utilizado pelo trabalho de acompanhamento e fiscalização por parte dos conselhos de medicina. O objetivo: garantir que os pacientes que procuram o sistema de saúde, ou os que por ele sejam efetivamente atendidos, tenham seus direitos respeitados.

Outro marco legal e ético no que se refere aos direitos do cidadão ocorreu ainda por ocasião da Revolução Francesa, posto que, a partir dos ideais de liberdade, igualdade e fraternidade, reconheceu-se o direito do cidadão de receber a contraprestação que surge em face do dever do Estado em produzir saúde igualitária a todos.

Em nosso país este direito, garantido pela Constituição Federal, encontra sua realização por meio da arrecadação de impostos, aplicando esses recursos de forma que o Estado possa cumprir com sua obrigação em promover a justiça social. Diz a Constituição Brasileira em seu artigo 196 que a saúde "é direito de todos e dever do Estado". Dessa forma,

A POLÍTICA NACIONAL DE HUMANIZAÇÃO

afirma o texto, que estes são garantidos: "mediante políticas sociais e econômicas que visem à redução do risco de doença e de outros agravos e ao acesso universal e igualitário às ações e serviços para sua promoção, proteção e recuperação".

Contudo, em que pese a clareza dos direitos e deveres garantidos pela Constituição Federal, a situação em que se encontram os usuários que necessitam valer-se dos serviços do sistema de saúde, tanto quanto a forma como o próprio sistema tem gerenciado a consecução de suas obrigações – não fornecendo leitos, medicamentos, mínima higiene, ou ainda o respeito ao princípio da impessoalidade que não permite a discriminação de tratamento – demonstram a fragilidade dos serviços públicos de saúde, resultando em grandes prejuízos, sobretudo para os usuários.

Sabe-se bem que as dificuldades de acesso às redes hospitalares e aos medicamentos, ambos garantidos constitucionalmente, são enormes. Há também problemas que barram a possibilidade do bom atendimento, e que estão circunscritas a questões de financiamento da saúde pelo governo federal e de gerenciamento dos recursos. Daí o surgimento da pergunta que não se cala enquanto clama insistente para saber onde estão aplicados os recursos provenientes dos impostos.

O Dr. Florisval Mairão, doutor em otorrinolaringologia e membro da Associação Paulista de Medicina, um dos convidados dos programas realizados pela parceria da Conexão Médica com a Associação Viva e Deixe Viver, ao participar do debate[65] "O direito à saúde do cidadão", nos esclarece que há um programa básico que funciona relativamente bem; se trata do Programa da Saúde da Família, que leva assistência médica básica às famílias.

Outro programa que funciona a contento, mencionado pelo especialista, consiste nos tratamentos de alta complexidade, como os transplantes. Nesse diapasão, questionou-se durante o debate as questões

---

[65] VIVA HUMANIZAÇÃO. *Inclusão Social*: Direito à Saúde do cidadão. Palestrante: Dr. Florisval Mairão. Vídeo (53:07s). Disponível em: <https://www.youtube.com/watch?v=YQeR5xpacDo>. Acesso em: 23 dez. 2014.

referentes à assistência secundária, afinal, o que dizer das enormes filas de pessoas a espera por uma senha para marcar uma consulta ou cirurgia. O que dizer, então, quando o assunto envolve o tempo para que esses atendimentos se efetivem, levando em conta o estado de necessidade que não pode esperar.

Lançando mão do conhecido e enganoso brocardo jurídico que diz que a justiça tarda mas não falha – pelo contrário, pois justiça que tarda não é justiça – o mesmo se pode pensar em um sistema de saúde que não atenda às necessidades segundo a urgência das prioridades que a ela se apresentem para serem atendidas como um dever constitucional do Estado.

Parece-nos se tratar dos resultados de uma gestão que possivelmente transite entre o descaso e a incompetência administrativa. Com certeza, sobretudo um descaso político. Contudo, quando nos deparamos com notícias que dão conta de um paciente infantil que venha a falecer nos braços dos pais, porque não encontraram um local que o atendesse, rodando por horas sem que conseguissem uma resposta satisfatória para onde, ouvindo apenas que não há vagas ou profissional que possa atender, e pior, que o plano não cobre a necessidade, trata-se da própria falência do sistema, sem comunicação, sem acolhimentos, sem saúde para atendimento.

Com o advento da Lei n. 9.656/98, houve melhor normatização para o setor, reconhecendo algum direito à medida que as organizações de saúde se veem obrigadas a cobrir todas as doenças que constem do CID (Código Internacional de Doenças), além de se verem obrigadas a realizar os procedimentos elencados pela ANS (Agência Nacional de Saúde).

Representou algum avanço? Sim, no entanto há muito o que fazer, pois os resultados com que nos deparamos e concluímos por descasos e/ou incompetência administrativa demonstram o quanto a aplicação das diretrizes da Política Nacional de Humanização pode representar a pedra de toque para que tudo se transforme.

É preciso que haja um engajamento consciente de todos os profissionais que lidem com a área de saúde, para que surja o hábito de atendimentos humanizadores. O que se vê muitas vezes é a desestruturação do

A POLÍTICA NACIONAL DE HUMANIZAÇÃO

sistema, em que pese alguns setores funcionarem, demonstrando uma fragmentação que torna impossível o avanço. É o mesmo que se dizer de alguém que dê dois passos para frente e depois seja forçado a dar sabe-se lá quantos para trás, ou que enquanto alguém reme em direção à margem, tantos outros permaneçam como um peso dentro da embarcação, muitas vezes remando contra.

Humanização compreende também esclarecer ao paciente o direito que tem à informação completa por parte da equipe que o esteja tratando, devendo conhecer todos os detalhes de sua enfermidade, as possibilidades terapêuticas que se apresentem, e mesmo as complicações que possa vir a ter ao longo do tratamento. Conforme já salientamos em outras ocasiões deste estudo, todas estas demandas exigem tempo e preparo adequado do profissional, que precisará, acima de tudo, estar bem para oferecer o resultado dos direitos a que o paciente, por direito constitucional, efetivamente tem.

O direito do usuário está não apenas em esperar que com ele se estabeleça uma comunicação eficiente, acolhendo-o devidamente, mas em haver um sistema que se apresente eficaz enquanto proporcione ao usuário ter acesso às informações sobre, por exemplo, as vagas que estejam disponíveis na rede hospitalar, além de poder estar acompanhado por quem de sua confiança e também encontrar um ambiente acolhedor, limpo onde se instalem durante o tempo que precise para o tratamento. O direito do usuário está em poder receber o medicamento de forma gratuita; está em poder receber uma segunda opinião sobre o diagnóstico que acaba de ouvir.

Entre uma série de atitudes que respeitem a sua autonomia e vontade própria, podendo decidir quais rumos tomar em relação ao seu tratamento, haja vista o direito de conhecer antecipadamente os procedimentos que os profissionais venham a sugerir, o direito do usuário do sistema de saúde está também em poder participar efetivamente das reuniões dos conselhos, sendo ouvido em todas as ocasiões que tenha algo a acrescentar.

Uma informação que há muito permanece distorcida é que o sistema de saúde exista apenas para as situações em que os usuários sejam portadores de alguma doença. É preciso esclarecer que a Constituição Federal garante a promoção ou a proteção da saúde, prevenindo o advento de doenças. Basta que se traga à colação o inciso II do artigo 198 da Constituição Federal, que expressa o direito ao "atendimento integral, com prioridade para as atividades preventivas, sem prejuízo dos serviços assistenciais".

Conforme temos ressaltado a importância da união de esforços através da integração dos saberes e especialidades, dos órgãos de saúde, dos conselhos de saúde, das políticas governamentais, assim como são harmônicas as diretrizes da PNH em favor da promoção da saúde aos usuários do sistema, a Constituição Federal ressoa nesse mesmo diapasão, quando define que as políticas sociais e econômicas sejam também fatores determinantes nesse processo de produção de saúde.

Isso se dá por meio, por exemplo, do acesso da população à alimentação, e alimentação de qualidade, que possa coibir o surgimento de enfermidades, tanto quanto diminuir a mortalidade infantil, ou ainda proporcionar a idosos recursos que os permita alimentarem-se de forma condizente.

Moradia adequada é outro aspecto que caracteriza direito fundamental, constitucional do usuário, e que contribui efetivamente para a promoção de saúde. E quando se fala de habitação, refere-se também a toda a estrutura que a guarneça e ao seu entorno, assim como saneamento básico, áreas verdes próximas, transporte, entre outras características.

Também o trabalho se apresenta como fator preponderante para que os direitos à saúde sejam efetivos, pois quem a poderá vivenciar sem renda, com alimentação pobre de nutrientes, sem acesso à água potável, sem higiene, entre outros aspectos indispensáveis para a sua existência.

Essa união consciente de todos os setores da administração pública para trabalhar em favor da produção de saúde é um dos pontos de partida para a sua efetivação. Nesse ínterim transita a ideia, portanto, da participação popular, não apenas cobrando posturas dos representantes a quem tenham eleito para lhes representar, mas, sobretudo, enquanto engajem suas vozes nas reuniões dos conselhos de saúde espalhados pelos mais de cinco mil municípios existentes neste país.

A POLÍTICA NACIONAL DE HUMANIZAÇÃO

Essa é uma questão fundamental para que o sistema possa encontrar caminhos que atendam às necessidades reais dos usuários, e que se mostram diversas pelos muitos rincões brasileiros, devido às diferentes estruturas socioculturais existentes. Cumpre lembrar que tal participação popular é garantida pelo artigo 198 da Constituição Federal.

Tomando de empréstimo as preciosas lições do Dr. José Luiz Riani Costa, quando de sua participação no debate sobre o tema "Os direitos e deveres do paciente: quem está preparado", promovido pela Conexão Médica em parceira com a Associação Viva e Deixe Viver, nos esclarece que cada hospital, cada clínica, cada unidade básica de saúde, do setor público ou privado, deve ter um conselho gestor.

E continua a nos esclarecer ainda que este deve ser constituído também por pessoas que usam aquele serviço, por representantes da direção e por representantes dos trabalhadores daquela unidade, tendo por objetivo auxiliar na gestão da unidade de saúde, seja ela de maior ou menor complexidade, atendendo o interesse de todos os envolvidos naquele setor.

Os Conselhos cumprem essa tarefa. Com um caráter em que seu funcionamento independe da deliberação de partidos políticos que se renovem no poder, são compostos pelos cidadãos, pelo Secretário de Saúde, esteja ele servindo à esfera municipal ou estadual, pela equipe técnica de direção, pelos prestadores de serviço público e também pelo setor privado que presta serviços ao SUS.

É importante, por exemplo, tratando-se de conhecer direitos, que o usuário tome conhecimento de que um número mínimo dessas reuniões dos Conselhos se faz necessário para que o repasse de recursos federais chegue ao município.

Outro aspecto que deve ser ressaltado em favor da consecução dos direitos dos usuários a um sistema de saúde eficiente é o da criação, em 2003, no Ministério da Saúde, da Secretaria de Gestão Participativa, tornando-se posteriormente a Secretaria de Gestão Estratégica e Participativa, e que compreende quatro importantes departamentos, a saber, o de apoio à gestão participativa, o de monitoramento e avaliação, o de auditoria e, enfim, o de ouvidoria.

117

A Gestão Estratégica e Participativa consiste no conjunto das atividades voltadas ao aprimoramento da gestão do Sistema Único de Saúde visando eficácia, eficiência e efetividade. Por seu intermédio se busca apresentar soluções aos problemas da melhor forma e com menor custo para poder atender um maior número de pessoas.

Em suas linhas de atuação incluem-se a educação sobre saúde à população, a mobilização social pelo direito à saúde e, sobretudo a observância do princípio da equidade, buscando extirpar as diferenças no atendimento, que não raro se encontram entre os grupos da população negra, dos indivíduos instalados no meio rural, dos índios, entre outros.

Por meio da educação de saúde se permite esclarecer os caminhos para a prevenção e promoção de saúde, ensinando à população as formas como podem alcançá-las, como se tornar um personagem importante no processo de restauração da própria saúde durante um tratamento, conhecendo, especialmente, as diretrizes de seus direitos.

Pela equidade, absorve-se o equilíbrio da máxima jurídica que ensina a necessidade em tratar de forma desigual os desiguais, para que tenham acesso igual aos direitos, oferecendo mais a quem mais tenha necessidade. Dentro do sistema de saúde, a gestão participativa busca efetivamente conhecer quais são os setores que apresentam maiores dificuldades de acesso, e, uma vez detectado o problema, sugere a mudança que o diminua.

Esse processo de monitoramento precisa e deve ser acompanhado pelos usuários, manifestando-se em todas as instâncias que o seja permitido fazê-lo, a rigor em todas elas, afinal, monitorar as desigualdades no acesso e na qualidade dos serviços caracteriza, sobretudo, o exercício do princípio constitucional que afirma ser o acesso à saúde um direito de todos. Por isso a contribuição salutar de se propor, sempre que necessário, a criação de novos mecanismos, de processos participativos de monitoramento e avaliação destinados aos municípios, aos estados e ao governo federal.

O Dr. Riani destaca dois produtos do departamento de monitoramento e avaliação, a saber, o Painel de Indicadores do SUS, uma

A POLÍTICA NACIONAL DE HUMANIZAÇÃO

publicação cujo objetivo é estabelecer comunicação com a sociedade e com os Conselhos, e como o próprio nome sugere, traz indicadores tais como os da mortalidade infantil que vem caindo no Brasil.

Apresenta também as diferenças regionais, demonstrando nas desigualdades no tratamento de políticas públicas outras práticas que evitariam a incidência de doenças, por exemplo, muito comum no caso da dengue que tem presença marcante em estados com população menos favorecida segundo os parâmetros do IDH.

O outro produto destacado pelo especialista mencionado são as películas que retratam o movimento das Políticas Públicas de Saúde no Brasil, entre elas o filme "Um Século de Luta pelo Direito à Saúde" , onde também ressalta-se nesse aspecto "História das Políticas de Saúde" realizada pela prefeitura de São Paulo em 1992, atualmente já atualizada, distribuída para todos os Conselhos de Saúde, às escolas de saúde, às universidade e hospitais, sendo sua reprodução liberada e disponível na internet.

Ferramenta pronta notadamente para atender aos usuários e esclarecer dúvidas e orientar diretrizes e direitos é a Ouvidoria, que se apresenta como departamento da Secretaria de Gestão Estratégica e Participativa e tem seu foco voltado para a conscientização da humanização na saúde.

Também dentro da Secretaria existe o Departamento Nacional de Auditoria do SUS que é o DENASUS, que disponibiliza diversas publicações junto ao site do Ministério da Saúde. Uma de suas importantes finalidades é evitar o desperdício dos recursos, verificando a sua boa aplicação, segundo os parâmetros determinados pela lei, mas também coibir que haja utilização do recurso público em benefício de um particular.

Sobre este assunto em particular, com a palavra a socióloga Maria Inês Fornazaro, reconhecida pela larga experiência frente à Ouvidora Geral do Município de São Paulo. Convidada de nosso Programa de Debates sobre Humanização para discorrer sobre o tema "Direitos e Deveres junto à Administração Pública".

A profissional reafirma o quanto pela consolidação da democracia no Brasil, em especial pós Constituição Federal de 1988, se conseguiu estabelecer canais de comunicação entre as organizações de saúde e os cidadãos, permitindo a compreensão das informações, conscientizando a população quanto ao exercício de seus direitos, ampliando sobretudo os mecanismos de controle, dando a transparência necessária que se espera de todo regime democrático.

Fornecendo-nos informações preciosas sobre o trabalho da Ouvidoria no município de São Paulo, ela afirma que o órgão realiza o diálogo entre o usuário e as organizações, sendo que, de outro modo, é também um agente responsável por diretrizes quando da formação de políticas públicas, haja vista ter acesso direto às reclamações, anotando-as, e fornecendo soluções que se apresentem de forma mais adequada a cada caso. Não há dúvidas de que seja um importante instrumento no compartilhamento da gestão do sistema de saúde.

No caso específico do município de São Paulo, a socióloga Maria Inês Fornazaro afirma que Secretaria da Saúde tem uma rede de ouvidores que busca priorizar com imediatismo a solução dos problemas que se apresentam, e, caso não possam solucioná-lo, é avaliado o seu motivo verificando, sobretudo, se a sua procedência tem ou não algum fundamento.

Mesmo assim, a especialista testemunha que ainda há falhas muito sérias de comunicação no sistema de saúde, pois não raro se confunde a prioridade do atendimento de qualidade com mera prestação de serviço, o que é um grave engano, posto se tratar de vidas humanas acompanhadas de uma série de complexidades que precisam ser levadas em conta.

Veja, esse é um dos pontos a que temos nos referido ao longo deste estudo, pois a educação consciente é a base para o sucesso de todo o processo. Por isso é que se diz que o processo de humanização deve ser iniciado ainda nos bancos da formação acadêmica, para que o profissional possa proporcionar ao usuário a dimensão correta dos seus direitos e deveres.

A POLÍTICA NACIONAL DE HUMANIZAÇÃO

A Ouvidoria se torna, portanto, um patamar de onde se originam os esclarecimentos que orientam ao paciente quanto a conhecer seus direitos, mas também para que compreenda seus deveres e, da mesma forma, no mesmo diapasão, torne claro ao profissional, este que é o primeiro na linha de atendimento, ser ele um comunicador importante de todos essas conquistas legais, tanto para um quanto para outro, exercitando assim, cidadania.

A socióloga Maria Inês Fornazaro nos lembra que um serviço público para ser eficiente necessita estar estruturado sobre bases multidisciplinares, afinal, os problemas são diversos e complexos, requerendo das especialidades que formam as equipes não apenas a execução de seu trabalho, mas, sobretudo, alinhamento à comunicação que convém à educação do trabalho transdisciplinar.

Na ouvidoria, segundo a assertiva de Maria Inês Fornazaro, consegue-se montar uma equipe multidisciplinar com advogados, psicólogos, jornalistas, nutricionistas e sociólogos, que trazendo suas especialidades se unem pela experiência de atendimento ao público. Esse deve ser o foco em todas as ocasiões. Juntamente a todas essas ferramentas que se propõem a cuidar, fiscalizar e esclarecer aos usuários os seus direitos, o Ministério da Saúde criou a Carta de Direitos do Usuário.

Na Carta de Direitos do Usuário destaca-se a garantia, por exemplo, de que o atendimento do usuário seja priorizado quando estiver em estado grave ou maior sofrimento. Estabelece também o direito de fácil acesso aos postos de saúde, hospitais e serviços em geral, em especial quando se trate dos portadores de deficiência, das gestantes e dos idosos, corroborando, assim, a observação ao princípio da igualdade, anteriormente referido.

Outro aspecto ressaltado pela Carta de Direitos estabelece-se pelo princípio que afirma todo cidadão ter o direito a um atendimento de qualidade, independente se no setor público ou privado, o que, cumpre dizer, garante o seu direito em receber informações claras e precisas sobre o seu estado de saúde, orientando, sobretudo, que não sejam repassadas as informações de forma infantilizada ou técnica demais.

É a comunicação aprimorando-se pela consciência de humanização, haja vista a necessidade do paciente compreender perfeitamente o que se passa com ele e quais os rumos que podem levá-lo à restauração de seu estado de saúde. Somente dessa forma ele poderá exercer o seu direito de decidir o que fazer.

Cumpre dizer ainda que a qualidade a que se referem os termos da Carta de Direitos do Usuário, construída a partir de conceitos humanizadores, passe, por exemplo, pela consciência clínica que qualquer procedimento que represente produzir dor ao paciente seja conduzido por anestesia. É preciso que se saiba que não são raras as vezes em que por simples economia de material, ou por significar mais trabalho para a execução do procedimento, essa atitude é desconsiderada.

Outro princípio destacado pelo Dr. Luiz Riani Costa durante o debate promovido pela Conexão Médica e Associação Viva e Deixe Viver concerne ao terceiro princípio da referida Carta de Direitos. Ali, destaca-se que todo cidadão tem direito a tratamento humanizado, sem qualquer espécie de discriminação, seja qual for a hipótese, assim como será devidamente rechaçado qualquer preconceito de raça, cor, idade, orientação sexual, estado de saúde ou nível social.

Mencionamos anteriormente a importância da aplicação do princípio da igualdade, pois, sabe-se bem, a diferença que se pratica no momento do atendimento é uma realidade, difícil de ser superada até mesmo por uma questão cultural, contudo que jamais será motivo de desistência para que a reverta. Independente da condição social, um usuário deve receber o melhor atendimento, que traduza, de fato, qualidade, por razões até mesmo institucionais a que o sistema de saúde se propõe a realizá-lo.

Trata-se de ter em consciência que se está diante de um ser humano, constituído por um universo de particularidades que o influenciaram ser ou viver a forma como se apresenta.

Não é pela forma como alguém se veste ou se comporta que se determina o direito à qualidade do serviço prestado ao usuário. Fazer isso seria vilipendiar, ultrajar, o ser humano por uma condição superficial

A POLÍTICA NACIONAL DE HUMANIZAÇÃO

e que não condiz com a realidade que o constitui como ente vivente, portador de direitos inegociáveis. Agir de forma discriminatória seria o mesmo que torná-lo indigno do tratamento que é por essência humanizador, rebaixando-o a uma condição totalmente repudiada pelos direitos humanos, e que deve ser combatida em todos os setores da sociedade constituída.

Outras maneiras de tornar o direito do usuário uma realidade que o permite sentir-se acolhido, é encontrar de forma clara a identificação do profissional que o esteja tratando. A visibilidade pode se dar mediante a exposição em crachás de identificação ou mesmo bordado no avental, possibilitando ao usuário a segurança de chamar o profissional pelo nome, recebendo, em contrapartida, o mesmo direito ao ouvir seu nome quando receba as explicações que, por ventura, solicite.

Ser chamado por um número, por exemplo, enquanto esteja em uma sala de espera, é no mínimo um gesto de impessoalidade totalmente dissonante às mínimas diretrizes e dispositivos da Política Nacional de Humanização.

E, por fim, atenciosos às preciosas lições do Dr. Luiz Riani Costa, assim como é de suma importância a comunicação entre os profissionais de saúde e os usuários, ouvindo-os sempre que necessário, ainda que por meio de ouvidorias instaladas nos hospitais ou nas unidades de saúde, cumpre salientar que não é apenas de direitos que se vale o usuário enquanto se relacione com o sistema de saúde, mas, também, de deveres.

O paciente não deve mentir ou dar informações erradas sobre o seu estado de saúde, sob pena de incorrer o profissional em erro. Informar, por exemplo, com veracidade e sem qualquer exagero, sobre as doenças que teve no passado, se teve uma relação sexual não protegida, se teve contato com pessoas portadoras de determinadas doença, se consome álcool, usa drogas, entre outras informações que lhe forem questionadas, é seu dever fazê-lo com o rigor que a seriedade do caso requer.

Assim, também, é seu dever informar quanto aos tratamentos a que tenha sido submetido, ou quanto aos exames que já tenha realizado ou que tenham sido solicitados, apresentando-os sempre que requeridos pelos profissionais.

Esses aspectos são importantes não apenas para a segurança de seu diagnóstico, mas também para resguardar o direito dos profissionais em terem total conhecimento sobre diante de que espécie de enfermidades estejam a lidar, protegendo a si mesmos e aos demais pacientes de qualquer contaminação que por ventura possa ocorrer, haja vista ser notório que estes são ambientes em que a preocupação epidemiológica é sobremaneira observada. Também convém ressaltar que o respeito aos profissionais de saúde é parte dos deveres do usuário ao sistema de saúde.

3

A HUMANIZAÇÃO E A FORMAÇÃO DOS MÉDICOS E PROFISSIONAIS DA SAÚDE

Diante de um tema de tamanha importância para todos os profissionais da área de saúde, a sua formação profissional, que, aliás, cumpre dizer, segue atualizando-se por toda a vida, permitimo-nos iniciar estas linhas com as palavras empreendidas pelo Dr. Adail Almeida Rollo, que discorreu sobre o tema "O Futuro da Política de Humanização Brasileira" enquanto um de nossos convidados nos debates organizados pelo Programa Conexão Médica em parceria com a Associação Viva e Deixe Viver.[66]

Ao expor sobre a progressão do pensamento humano diante das mudanças dos paradigmas científicos, o Dr. Adail nos lembra que foi ao final do Renascimento que o homem separou o estudo da filosofia do método científico, fazendo com que, consequentemente, se separassem razão e emoção. O médico deixa de ser um médico atento aos temas filosóficos e matemáticos, entre outros, que sempre o possibilitaram expandir a forma como seus pensamentos se desenvolviam, tanto quanto a compreensão que tinha do mundo.

---

[66] VIVA HUMANIZAÇÃO. *O futuro da política de humanização brasileira*. Palestrante: Dr. Adail Almeida Rollo. Vídeo (01:07:18s). Disponível em: <https://www.youtube.com/watch?v=7ooT2vS2IGc>. Acesso em: 14 dez. 2014.

O profissional passa, a partir de então, a separar a emoção do corpo, como se este vivesse em separado daquela. Hoje, sabemos, a emoção entre tantos outros aspectos subjetivos que formam o humano influencia sobremaneira seu estado de saúde. Ato contínuo, o Dr. Adail seguiu expondo que do ponto de vista do processo cartesiano de pesquisa, passou a haver uma espécie, pode-se assim dizer, de fragmentação do corpo humano, justamente para se aprofundar o conhecimento e, por essa premissa, segue perdendo a dimensão do todo, em especial a dimensão do afeto que efetivamente move o ser humano.

Daí que o nosso convidado conclui dizendo que o homem não é só razão, e também não é só emoção: é razão e emoção conjuntamente formando o todo, em que pese diante da realidade se verificar que sejam tratadas de forma dicotômica. Nesse momento o debate trouxe à tona em nossa colação as experiências que temos tido à frente da Associação Viva e Deixe Viver, em especial quando vivenciadas com os residentes de medicina, em que se torna clara a necessidade de se olhar para o ser humano como um ser integral.

Convém pensarmos na atualidade e percebermos o quanto, mesmo nas faculdades, o jovem está muito ligado ao sistema cartesiano, à especialidade em si, não aventando nem mesmo em hipótese ter sua formação acrescida de conhecimentos voltados para o universo humanista. Abro um parêntese para afirmar que o exemplo a esse respeito refere-se às faculdades de comunicação; que dirá se tivermos que lançar âncoras para se conhecer alguma formação nesse sentido junto à área biomédica.

É preciso compreender, mesmo em tempos de tecnologia avançada (e diríamos mesmo, sobretudo), a necessidade de se obter em dois ou mais semestres formação humanista, em especial aqui, onde encontram-se candidatos a profissionais que por excelência se propõem a cuidar de vidas humanas. Sim, de vidas humanas e não de um número ou de um prontuário apenas, pois o foco do trabalho deve encontrar esteio no ser humano, com todas as peculiaridades que o constituem e que possam ter influenciado a causa da doença ou da preocupação que o fez procurar os serviços do sistema de saúde.

A HUMANIZAÇÃO E A FORMAÇÃO DOS MÉDICOS E PROFISSIONAIS...

Essa parece não ser ainda a realidade com que nos deparamos nas organizações de saúde. Contudo, é preciso mudar esse paradigma, pois não há como o homem avançar na atualidade sem se permitir adentrar no universo desse conhecimento que o capacita, também, a experimentar sua profissão pelo viés humanista. Os testemunhos, as experiências e as conclusões que a Associação Viva e Deixe Viver tem tido nos fóruns de Humanização da Saúde são justamente nesse sentido: para que se repense os rumos da formação do profissional de saúde.

Ao testemunhar a experiência profissional, o Dr. Adail Rollo certifica que atualmente há dois campos de competência para os quais a formação médica volta sua atenção – o teórico, que abrange os conceitos, as ferramentas e os métodos que a humanidade criou até aqui, e a questão da habilidade psicomotora, que significa dizer a prática dos mais diversos procedimentos que vão desde uma sutura a um ato cirúrgico complexo. Nesse diapasão, não se inclui a dimensão psicoafetiva, o que leva o profissional a perder uma importante parte do conhecimento humano, pois o afeto é um aspecto próprio do homem.

Ao mencionar essa realidade, tenta explicar, sobretudo, a relação necessária entre médico e paciente, que deve acontecer especialmente pela boa comunicação, afinal, por ela influências hão de surgir e se espera que sejam positivas, do contrário podem ocasionar um afastamento do doente que já se encontra em um estado de fragilidade.

Por fim, conclui que o ensino na atualidade procura trabalhar também com a inclusão de uma terceira dimensão – psicoafetiva – em conjunto aos dois outros campos do conhecimento já existentes, quais sejam, teórico e prático. Esse é o desafio do processo de formação atual, haja vista demonstrar-se incompleto o profissional que não se atém à busca dessa vertente.

Para exemplificar alguns casos que têm demonstrado sucesso ao implantar essa metodologia, cita o Hospital Sírio-Libanês, a Faculdade de Enfermagem de Marília, também a de Londrina, entre outras. E mais: afirma que o MEC, com a reforma curricular, a partir de 2001 reviu todas as diretrizes curriculares e aos cursos da área de saúde foi apresentada a área de humanidades para que se juntasse às demais disciplinas que compõem suas grades de conhecimento.

Contudo, cumpriu-nos concluir – e aqui reiteramos –, que os resultados dessa inclusão não são imediatos. Há muito caminho a ser trilhado. Afinal, consciências precisam se transformar.

A Dra. Ana Cláudia Arantes, médica especializada em geriatria e medicina paliativa, uma das participantes do Programa para o debate da Humanização em Saúde, patrocinado pela Conexão Médica em parceria com a Associação Viva e Deixe Viver, ao dividir a mesa com a Dra. Linamara Rizzo Battistella, professora associada da Faculdade de Medicina da Universidade de São Paulo, afirma que um dos grandes problemas do profissional de saúde é lidar com o sofrimento humano.[67]

O profissional da área de saúde é bem preparado no que diz respeito ao conhecimento teórico e às habilidades técnicas que adquire. No entanto, quando se defronta com os limites da vida que confrontam todo o seu preparo e o arcabouço tecnológico de que dispõe, enxerga a fragilidade humana, tanto sua quanto do paciente, atingindo-o sobremaneira, a demonstrar o quanto pode ser impotente para lidar com situações para as quais não foi preparado.

Neste momento, o que lhe resta é adotar procedimentos que propiciem qualidade de vida ao paciente. Esse é o ponto mais importante a ser considerado no momento. Contudo, pergunte-se: o profissional está preparado para liderar sua equipe nesse caminho? Antes, responda à pergunta da Dra. Ana Claudia Arantes: o que é qualidade de vida? Ela aponta um ponto de partida para a resposta ao afirmar ser o que se consegue tirar de melhor daquilo que se está vivendo.

O preparo se mostra no momento em que o profissional precise lidar com o sofrimento do paciente. Aí, como dissemos anteriormente,

---

[67] VIVA HUMANIZAÇÃO. *A visão humanística na formação do profissional da saúde.* Palestrantes: Dra. Ana Claudia Arantes; Dra. Linamara Battistella. Vídeo (53:36s). Disponível em: <https://www.youtube.com/watch?v=Ie0a4O2eBlY>. Acesso em: 26 dez. 2014.

A HUMANIZAÇÃO E A FORMAÇÃO DOS MÉDICOS E PROFISSIONAIS...

reside um dos principais limitadores da capacitação do profissional de saúde. Ele não recebe essa orientação de forma aprofundada na faculdade, até porque não há como padronizar formas de tratamento ao sofrimento. O que se pode fazer é instruir-se da melhor maneira possível mediante experiências de sucesso que se movimentam pelas diretrizes da PNH. A comunicação interdisciplinar é um caminho. Aliás, a comunicação que demonstra aproximação e compreensão é a humanização da saúde.

É preciso, portanto, em claras palavras, humanizar o profissional, sobretudo. Torná-lo mais capacitado ainda para lidar com pessoas, deixando para trás o estigma de que seja preparado apenas para tratar a doença, e tão somente ela. É preciso contextualizá-lo a esse universo da clínica ampliada, em que transversalidades se comuniquem, em que enfermeiros ou usuários sejam ouvidos, em que funcionários participem para sugerir métodos eficazes e, dessa forma, entre outras, avançar e desenvolver novas diretrizes que deem eficiência ao sistema de saúde. É torná-lo um novo profissional; para um novo tempo; para novas necessidades.

A Dra. Arantes faz para esse contexto de aprendizado uma separação didática no mínimo interessante: a diferença entre doença e sofrimento. Doença, como ela apropriadamente afirma, é uma situação universal. Um diabético é o seu exemplo. Apresentará os mesmos sintomas em qualquer lugar do mundo. O sofrimento, por sua vez, é um processo individual de como o doente reage à doença, mesmo que sem dor. Fundamental neste momento é encararmos que os profissionais estão preparados apenas para lidar com a doença e isso deve ser modificado, pois como dissemos ainda nas páginas iniciais, são seres humanos cuidando de seres humanos.

O sentido de humanizar os cuidados com o paciente, sugestão que surgiu durante o debate com a Dra. Arantes, pode ser tomado por diversos pontos de vista. A *priori* é uma forma de expressar a emoção sem julgamentos, acolhendo e sendo acolhido, explica-nos a especialista. A outra resposta encontra-se na empatia, ou seja, a capacidade de se colocar no lugar do outro. Permanecer insensível, sem saber o que fazer, pode tornar o sofrimento uma via de mão dupla. Outras respostas que emprestam sentido encontram na linguagem corporal um lenitivo adequado para situações de sofrimento. Tratam-se de atitudes como um sorriso, um toque.

Essa preocupação quanto à formação é importante para o profissional e precisa ser reconhecida ainda nos bancos das faculdades, afinal, a maioria dos médicos e profissionais de saúde não ficam totalmente indiferentes à situação de morte, de perda do paciente. Há, pode-se afirmar, um sentimento de frustração, inclusive quando não se alcança sucesso com o tratamento que não atinge a cura esperada.

Outro aspecto importante nesse novo processo de aprendizado na formação profissional é o de saber lidar com a comunicação, afinal, será por ela que se estabelecerá o melhor liame para, em conjunto com o próprio paciente, determinar os rumos do tratamento. Conforme amplamente afirmado em ocasiões anteriores, cabe também ao paciente um papel ativo no processo terapêutico. Ele é parte integrante da equipe, como já dissemos em diversas passagens deste estudo, apoiados por especialistas das mais diversas áreas. Este é um dos conceitos da Política Nacional de Humanização para que o processo de humanizar a saúde seja alcançado.

O profissional, portanto, precisa saber ouvir. Saber ouvir é muitas vezes ir além do simples processo de entender e quantificar medicamentos e tecnologia. Em muitas ocasiões o que se precisa é compreender que o paciente necessita sobretudo de atenção. Somente obtendo a clara compreensão do universo que caracteriza o ser humano, de seu contexto cultural e social, é possível entender de forma mais fácil o que se passa com o paciente, alcançando-o de maneira mais produtiva. Não se trata apenas de diagnosticar e receitar.

Por ocasião do debate "Formação, aprimoramento profissional e empreendedorismo na área da saúde", a Dra. Regina Célia Turola Passos Juliani, que na ocasião era diretora de fisioterapia do Instituto da Criança, na Faculdade de Medicina da USP, chegou ao entendimento de que a globalização é responsável por disseminar um grande número de informações a cada dia. Contudo, a ética e o conteúdo são questionados na mesma medida.

A HUMANIZAÇÃO E A FORMAÇÃO DOS MÉDICOS E PROFISSIONAIS...

Pensemos a partir do seguinte ponto de vista: sabe-se que o conhecimento disseminado nas faculdades da área da saúde é, em sua maioria, responsável e de boa qualidade. No entanto, se tomarmos de empréstimo a premissa do cuidado humanizador nas relações de saúde, hoje devidamente reconhecidas, tanto quanto o tratamento ao doente e não à doença e no preparo para se lidar com o sofrimento, é notório que há uma lacuna a ser preenchida.

O trabalhar em equipe, comunicando-se uns com os outros, reconhecer os meandros de outras especialidades, ouvir os pacientes, partilhar corresponsabilidades, enfim, este é o caminho para se alcançar um sistema de saúde humanizado, eficiente e eficaz. É preciso explorar esse campo do conhecimento ainda na época da formação, sobretudo ao tempo da residência, quando já se haverá debatido à exaustão procedimentos que alcancem a justaposição da integração entre a equipe.

Esclarece-nos a Dra. Turola que no dia a dia com um paciente, no momento em que se percebe a necessidade em compreender o que se passa com ele, o acolhimento é realizado de maneira eficaz por meio de uma consciência profissional humanizadora. Será por meio do conhecimento adquirido através da comunicação com o paciente que o profissional saberá das particularidades sociais que melhor adequarão suas respostas e seu encaminhamento.

Saber se o paciente poderá ser tratado em casa, por exemplo, e qual a realidade que o cerca quando se trata de higiene, de alimentação e mesmo da atenção familiar são meios que devem ser discutidos a todo tempo para o êxito dos tratamentos.

A necessidade de especialização é notória, contudo se faz mais premente ainda ir além, do que apenas pensar em uma carreira que dê dinheiro, ato legítimo, diga-se de passagem. No entanto, as habilidades podem ser um diferencial, a melhor adaptação à especialidade pode criar um profissional de tal qualidade que o dinheiro não será problema. Portanto, é preciso refletir desde já qual de fato será o caminho a ser buscado pelo profissional.

131

Atualmente, os grandes hospitais não têm um plano de carreira definido. Entretanto, é através dos treinamentos, dos cursos de especialização e atualização, dos congressos e simpósios que o profissional pode alcançar benefícios à sua carreira. Explica-nos a Dra. Turola que há cursos das mais diversas cargas horárias, com estudos práticos do que se encontra no dia a dia da profissão, reconhecidos e chancelados pelos conselhos das profissões na área de saúde.

A formação, portanto, não deve se restringir aos ensinamentos colhidos na faculdade e ao tempo da residência. Deve-se ir além sempre, buscando o aprimoramento sobretudo do atendimento, pois é mediante um serviço humanizado que se pode alcançar reconhecimento e gestão eficiente do problema. Quando se tem uma equipe conscientizada do viés humanizador, a gestão pode alcançar custos mais baixos na prestação do serviço e o resultado se espelha em um paciente mais feliz até mesmo pelo pouco tempo que precisou ficar internado.

Dizemos isso, pois não se pode esquecer que a área da saúde é também um negócio, que visa também o lucro. Quanto a isso não há nenhum problema, desde que se faça com qualidade e, por se tratar de um ser humano que chega fragilizado, requer um tratamento o mais humanizado possível, no qual o paciente sinta o mínimo de dor ao longo das intervenções, se possível nenhuma, e que seja atendido de forma acolhedora, para que possa nesse processo, inclusive, produzir saúde.

As organizações de saúde são empresas e seu empreendedorismo é composto por profissionais que estão sempre se renovando, ampliando seu conhecimento para que melhor representem a instituição. Contudo, sabe-se também, precisam sobreviver nesse sistema que não raro se apresenta caótico e desorganizado, e que remunera seus profissionais de maneira depreciativa a todo o conhecimento que obtiveram ao longo de árduos anos de estudo e dedicação.

Dizemos isso pois cabe parcela de responsabilidade também à cadeia do sistema de saúde pela ausência de possibilidade de o profissional se reciclar, fazer novos cursos, atualizar-se sempre. Isso se dá no momento em que o bem remunera, mas também enquanto se reorganiza

A HUMANIZAÇÃO E A FORMAÇÃO DOS MÉDICOS E PROFISSIONAIS...

administrativamente para oferecer através desses mesmos profissionais um serviço de qualidade, onde a perda de tempo é algo descartado, sobretudo, por tornar exígua a saúde de todos os envolvidos, tanto quanto ocasiona desperdício de recursos importantes, muitas vezes escassos.

Valorizar o trabalhador da área de saúde é notoriamente investir na qualidade da produção de saúde. Ao preocupar-se, por exemplo, com os termos da ambiência, como cores empregadas às paredes, som ambiente que proporcione relaxamento e mobiliário acolhedor, tratar usuários e trabalhadores com acolhimento e respeito, tanto quanto a disponibilidade de tecnologia demonstra preocupação com a precisão a serviço da saúde.

Também deve ser uma gestão que proporciona ao trabalhador exercer o seu ofício com horas intercaladas com tempo suficiente de descanso e investimentos em cursos que reciclem e atualizem o seu conhecimento. É o testemunho de atitudes que demonstram respeito ao ser humano e a disposição em humanizar o sistema de saúde, voltado para a produção de saúde de qualidade que se esmera a cada dia para encontrar o caminho mais da prevenção do que propriamente dos gastos com a cura. A comunicação em todos os setores e entre todos os atores é a chave para esse sucesso.

Por isso, à medida que este estudo se desenvolveu até aqui, em que pese as máximas de *Humanizar e Comunicar* se misturarem e serem um só caminho, sustentando-se ora a um, ora a outro, ousamos dizer que a premissa *Humanizar para Comunicar* é a que se faz necessária no momento, pois o caminho, acreditamos nisso, haverá um dia em que se desdobrará em frutos de qualidade na produção de saúde enquanto mantido pelo lema *Comunicar para Humanizar*.

Para corroborar essa necessidade premente, tomamos de empréstimo a opinião da Dra. Graziela Moreto, médica de família e à época em que participou do debate promovido pela Conexão Médica e Associação Viva e Deixe Viver, exercia a função de diretora da Sociedade Brasileira de Medicina da Família. Meditando a partir do tema "O novo perfil do profissional de saúde a organização do trabalho" a especialista afirma que seu foco em medicina é a importância do humanismo na formação do profissional.[68]

Seu testemunho é importante na medida em que esclarece haver a possibilidade de recursos didáticos ao alcance dos orientadores a fim de estimular o estudante de medicina a perceber a importância do humanismo no relacionamento médico-paciente, tanto quanto seja necessário em seu relacionamento com seus pares, assim como se espera que aconteça nas relações sociais, em que cordialidade, atenção, educação e respeito fazem toda a diferença enquanto se espera viver em um mundo melhor.

Um exemplo de sucesso desses recursos didáticos são os filmes disponibilizados aos estudantes de medicina em sala de aula, em que os episódios apresentam uma diversidade de comportamentos do profissional em seu dia a dia com o paciente e com seus pares, proporcionando o debate a partir de suas impressões, avaliando condutas e concluindo pela real importância de se conhecer o paciente. De outra forma, também são apresentados recursos mediante literatura e música, entre outras modalidades, para que se desenvolva nos futuros profissionais o lado humanístico.

Falando como médica de família, a Dra. Moreto testemunha a importância dessa formação humanística, tendo em vista ser um reflexo do sucesso alcançado pelos antigos médicos de família, que conheciam as particularidades de cada paciente sob sua responsabilidade, fruto de uma comunicação que se caracterizava, sobretudo, em favor do acolhimento. Afirma ainda que a Sociedade Brasileira de Medicina de Família preocupa-se, sobremaneira, com a inclusão desses programas de educação, que reciclam a informação e visam melhorar a relação médico-paciente.

A medicina de família, afirma a Dra. Moreto, encontra-se sustentada em quatro importantes apoios, sendo eles o humanismo, a atenção primária, a educação médica e a formação de lideranças. Perceba aqui a

---

[68] VIVA HUMANIZAÇÃO. *O perfil do profissional atual e a organização do trabalho.* Palestrantes: Dra. Graziela Moreto; Dr. Eduardo Juan Troster. Vídeo (54:20s). Disponível em: <https://www.youtube.com/watch?v=R-a0V2zfmAI>. Acesso em: 26 dez. 2014.

consonância com a opinião do Dr. Almeida Rollo a que mencionamos anteriormente. Ao tempo em que se faz necessário o aprendizado e atualização da parte científica da doença, importa ao profissional compreender o contexto em que vive o paciente, como ele vê a doença e como a administra, e, segundo sabemos, é corresponsável no processo de produção de saúde.

Ao demonstrar a suprema importância a que se deve atribuir a esse procedimento humanístico, a Dra. Graziela Moreto nos traz o exemplo do que se tem produzido entre os médicos nos Estados Unidos, a partir da diferença entre os termos *disease* e *illness*. *Disease* é a doença propriamente dita, como a pressão alta, o diabetes, a tuberculose, entre outros. O *Illness*, por sua vez, traduz-se pela forma como o paciente reage e se sente em face da doença. Isso é conhecido somente mediante a comunicação que aproxima médico e paciente.

O Dr. Eduardo Juan Troster, pediatra e coordenador do CTI pediátrico do Hospital Albert Einstein e do Hospital das Clínicas, que participou da mesa de debates em companhia da Dra. Graziela Moreto, comunga da opinião que a formação do profissional na atualidade se volta quase totalmente à preocupação com o aspecto biológico do paciente. Ao se deparar com um quadro clínico, por exemplo, de pneumonia, o profissional volta toda a sua atenção para o encontro do antibiótico correto, e por se concentrar em uma gama de informações, acaba por esquecer do aspecto humano do paciente.[69]

Esse aspecto humano do paciente a que ele se refere encontra paralelo em tudo o que se tem dito até o momento, tanto por especialistas quanto pelas diretrizes da PNH, ou seja, deve ser levado em conta o contexto espiritual, emocional e social do paciente. O homem é constituído por esse todo e, mais uma vez lançando mão das lições do Dr. Almeida Rollo, houve um tempo em que esses aspectos foram desprezados em favor da ciência cartesiana.

---

[69] VIVA HUMANIZAÇÃO. *O perfil do profissional atual e a organização do trabalho.* Palestrantes: Dra. Graziela Moreto; Dr. Eduardo Juan Troster. Vídeo (54:20s). Disponível em: <https://www.youtube.com/watch?v=R-a0V2zfmAI>. Acesso em: 26 dez. 2014.

Os resultados podem ter apresentado algum benefício por um lado, contudo não se mostraram profícuos a ponto de permanecerem, enquanto desprezam o homem como um todo diante do universo que o constitui e o caracteriza. Devemos cada vez mais nos voltarmos às antigas e vitoriosas diretrizes empregadas pelos médicos de família, a exemplo das lições e testemunhos que exercem essa especialidade, a exemplo da Dra. Graziela Moreto.

A dimensão dessa importância pode ser traduzida nesta simples conclusão do Dr. Eduardo Juan Troster quando afirma que tão importante quanto o profissional adquirir sólido conhecimento técnico-científico, é no mesmo diapasão, que se qualifique também em saber a importância de estar tratando uma pessoa. Não existem doenças, existem doentes, sentencia o Dr. Troster, afinal, cada doente reage de forma diversa no sentido emocional quando o que está em jogo é a sua perspectiva de vida.

O Dr. Eduardo nos esclarece ainda que o próprio Conselho Regional de Medicina em São Paulo tratou de criar uma apostila que visa a melhora do relacionamento médico-paciente. Relacionamento que se traduz literalmente pelo ato de se olhar olho no olho, de conhecer o nome do paciente tanto quanto de se mostrar interessado em saber qual o contexto em que vive o indivíduo que esteja sob seus cuidados.

São atitudes simples e que fazem toda a diferença no trato da relação humana, quanto mais no que concerne à relação com alguém que esteja doente. No Hospital Albert Einstein, afirma o especialista mencionado, esse procedimento é regra consolidada entre os profissionais. Ao testemunhar seu dia a dia no trato das crianças, afirma que mediante esses atos, muitas vezes desprezados, as angústias diminuem consideravelmente.

Quando se está diante de uma doença é comum presenciar a desestrutura emocional do paciente, ainda mais quando é uma criança, o que desconstrói emocionalmente toda a família. Isso é um fato e o profissional precisa estar consciente de sua formação também para lidar com tais situações.

A HUMANIZAÇÃO E A FORMAÇÃO DOS MÉDICOS E PROFISSIONAIS...

Em consonância com esse aspecto da formação profissional, encontra-se a edição de Lei n. 10.241, promulgada em 17 de março de 1999 pelo Governador do Estado de São Paulo, Mário Covas, de autoria do Deputado Roberto Gouveia, e que dispõe sobre os direitos dos usuários dos serviços de saúde. Por esta lei, o paciente pode consentir ou recusar livremente os procedimentos que a ele sejam propostos, desde que esclarecidas todas as vertentes que envolvam sua doença e o tratamento proposto.

A referida lei instrui os médicos quanto à possibilidade de suspenderem os tratamentos que visem prolongar a vida de pacientes terminais, desde que expressamente autorizados pela família. São casos em que o nível de estresse atrelado às decisões são bastante altos, justificando-se, sobremaneira, o cuidado que a organização responsável deve ter com o profissional.

Não é uma atitude fácil, tampouco pacífica quando comparada à eutanásia. Contudo, sem adentrar às considerações desse campo da bioética, importa salientar que, para tanto, necessita o profissional estar preparado para ser um importante instrumento de humanização para esse desiderato. Há que se considerar, sobretudo, uma gama de valores humanos, tão frágil e sólida ao mesmo tempo que carrega subjetividade, que só mesmo o preparo funcional no sentido humanístico é capaz de exercê-los.

Uma vez que fora mencionada a bioética, enquanto apontamos a celeuma em torno de técnicas que se comparam à eutanásia, permitimo-nos um instante de digressão quanto a esses aspectos, posto que necessário seu entendimento no quadro de formação profissional. É preciso ter em mente que o profissional médico não pode usar todas as possibilidades que diante dele se apresentem, posto que está limitado pelo conhecimento técnico ainda não alcançado pela medicina, pela própria circunstância biológica da doença que não permite ser revertida ou mesmo por princípios bioéticos.

Por esses motivos que se chama a atenção para que a educação volte-se para o paciente, sobretudo; especialmente em detrimento do ultrapassado método que tem foco somente na cura da doença. Se a isso insistir, o médico se torna alvo de doença emocional só sobreposta pela qual o paciente experimenta. A necessidade da educação continuada, da participação em congressos, da busca de artigos que visem suprir essa demanda humanística, deve ser incentivada pelos hospitais, valorizando o profissional já tão exposto a situações de grande complexidade quando se reconhece as decisões que precisam ser tomadas.

Lidar com a morte, tendo que decidir por esse caminho em conjunto com a família ou mesmo ao paciente, não é nem de perto uma tarefa simples, requerendo do profissional um preparo humanístico, para não dizer emocional, que normalmente ele não recebe na faculdade. Quais as consequências para o profissional quando tem que decidir, por exemplo, pela distanásia? Esta que é o prolongamento da morte do paciente, utilizando-se de técnicas que, sabe-se perfeitamente, não trazem qualquer benefício ao paciente, a não ser o contrário, que se traduz em sofrimento.

O mesmo se questiona em relação à ortotanásia, que se preceitua pelo respeito ao final da vida, traduzido comumente pela boa morte, natural, sem qualquer sofrimento. As orientações didáticas recomendam, por exemplo, que se deva intervir apenas nas situações em que esteja presente um benefício provável pelo resultado desse processo de reversão. Por todos esses motivos, um tanto distantes das orientações acadêmicas, o diálogo entre os profissionais e os familiares é fundamental.

Nos desperta atenção a lição do Dr. Eduardo Juan Troster, ainda por ocasião do debate a que muito nos honrou com suas experiências em favor do processo humanizador a ser empregado no sistema de saúde, quando sentencia fato conhecido por toda a classe médica. À medida em que se viu crescer a tecnologia em favor da medicina, em menor possibilidade o humanismo acompanhou tal avanço. Testemunha o Dr. Troster, a medicina se tornou estanque enquanto restrita a departamentos, o clínico geral, segundo ele, perdeu em importância, e inexiste uma disciplina acadêmica de medicina de família nas universidades.

Hoje a medicina, a formação médica, deve voltar-se a preparar o médico para os vários diagnósticos que visam a saúde global do paciente.

138

A HUMANIZAÇÃO E A FORMAÇÃO DOS MÉDICOS E PROFISSIONAIS...

Isso só pode ser alcançado pela comunicação que busca os caminhos que levaram ao problema com o qual se lida efetivamente, a exemplo de uma criança que esteja com pneumonia. No entanto, percebe-se, é obesa. Se não voltar suas instruções para os hábitos alimentares, ou que a incentive à pratica de esportes, em pouco tempo estará contribuindo como personagem fundamental para auxiliar na produção de saúde que é a medicina.

Outra contribuição igualmente importante que o Programa de debates patrocinado pela Conexão Médica e pela Associação Viva e Deixe Viver traz ao conhecimento deste estudo é a do Dr. Marcos Boulos, diretor da Faculdade de Medicina da Universidade São Paulo (USP) e professor titular do Departamento de Moléstias Infecciosas e Parasitárias da mesma faculdade. Seu tema desenvolveu-se no que concerne à preocupação com a formação do profissional de saúde, focando o conflito do que se ensina e do que efetivamente se pratica.

Como diretor, além de responsável pela parte técnica, acadêmica e de pesquisa da Faculdade de Medicina, o Dr. Boulos é também presidente do Hospital das Clínicas, do conselho deliberativo do Hospital Universitário; membro presidente do conselho curador da Fundação Faculdade de Medicina, da Fundação Hemocentro e membro curador da Fundação Zerbini.

Quando questionado sobre como vê a educação, a formação do profissional de saúde e a relação entre a tecnologia e atendimento humanizado, Dr. Marcos Boulos posicionou-se através de um entendimento que é conhecido por todos na área de saúde: que a medicina ainda segue parâmetros do início do século 20, ocasião em que pouco ou quase nada se discutia a respeito das lições que tanto esclarecem sobre a essência de teorias como o da relatividade, da mecânica, da quântica, da interação do observador conquistar o observado. Todas elas contêm ensinamentos que, se incorporados ao sistema educacional e não apenas médico, por certo nos fariam compreender melhor a razão dessa interação entre os seres humanos, sobretudo a do médico-paciente, e não estaríamos aqui discutindo os óbvios motivos da humanização.

O Dr. Marcos Boulos traz à baila o argumento aqui tantas vezes exposto, quanto à responsabilidade dessa separação entre o que é

139

científico do que é humano, discutido anteriormente com a opinião do Dr. Adail Almeida Rollo. Responsabilidade essa atribuída ao sistema cartesiano, desenvolvido por Descartes no século XVII. Precisaram passar alguns séculos para confirmar todas as perdas substanciais que esse sistema influenciou no que se refere ao trato das relações humanas.

Foi mediante a supressão da alma – que alguns preferem denominar mente –, aspecto antes considerado a outra parte constituinte do ser humano como um todo, que hoje temos a necessidade de reexplicar fundamentos básicos como a humanização, posto que ausentes os seus preceitos nas escolas de medicina, como disciplina que vise a formar o futuro profissional também mediante tal instrumento cognitivo, imprescindível ao cabedal médico.

Há, de fato, uma dificuldade institucionalizada para se aceitar o termo Humanização, tendo em vista essa lacuna no aprendizado ao longo de séculos de ensino fracionado, que só diminuiu o entendimento do homem como ser completo, ainda que falível e incompleto, sempre a se completar mediante novas lições e aprendizados. Se assim, quando acrescido do aspecto emocional e tudo o mais que o complete enquanto inserido em meio ambiente cultural, imagine o estrago realizado ao torná-lo fracionado.

O Dr. Boulos testemunha suas experiências com relação a essa resistência, apontando a falha da educação desde os primórdios do nascimento como responsável pela atitude que temos em relação ao termo. Dizem seus alunos: por que falar em humanização? E ele responde: "Porque nós não ensinamos desde o início, desde a época escolar, que o humano é uma interação". E continua a dizer que o que nos diferencia dos animais é mais do que o tamanho do cérebro, pois é na capacidade que temos para expressar segundo nossa linguagem, e a possibilidade dos desígnios com que traçamos o discernimento, que nos faz pensar e produzir coisas.

Se entendermos isso, ainda que minimamente, conseguiremos compreender o que se passa com os sentimentos alheios, descobrindo a

A HUMANIZAÇÃO E A FORMAÇÃO DOS MÉDICOS E PROFISSIONAIS...

melhor maneira de agirmos ou reagirmos a partir deles, interagindo com nosso semelhante. A física quântica, explica o Dr. Boulos, mostra isso quando demonstra que ao interagir é possível modificar os fatos, tanto fora quanto dentro de cada um de nós.

Ao comentar sobre suas experiências com os alunos, sustenta que há mais de dez anos tem por hábito reunir os estudantes que entram no quinto ano de medicina e que iniciarão a lidar com pacientes portadores de moléstias infecciosas, tais como hepatites graves e AIDS. Repartiu conosco sua surpresa quando deparou-se há décadas com estudantes desesperados porque achavam que a escolha de um procedimento poderia fazê-los instrumento de salvação ou de morte.

Dessa forma, afirma o Dr. Boulos, eles por vezes se desestabilizavam emocionalmente, o que o levou a realizar reuniões para debater sobre como pontuar a questão do que é a morte, tanto quanto de assuntos que trazem reflexão sobre o que somos, se mortais ou imortais, qual é o resultado dessa relação originada pelo pensamento e qual é o papel do médico em todo esse contexto, preferencialmente renovado por nova inteligência, por nova perspectiva, por novo paradigma que se permita pensá-lo. Decerto, pois, trata-se de poder permitir-se tamanha abertura.

A possibilidade de se alterar e modificar o mecanismo de funcionamento do corpo humano é fato inconteste. Apenas não se coloca em prática o aprendizado dessa inteligência, especialmente no meio acadêmico. Se estamos, por exemplo, estressados ou angustiados, logo o organismo se manifesta a partir de algumas disfunções, levando-nos muitas vezes a enfermidades. Do contrário, se estamos bem, felizes, sorrindo, o corpo se manifesta com altos níveis de reparação ou prevenção.

Esses são desafios sugeridos aos alunos, mesmo pertencentes ao quarto ou quinto ano, colocados em prática quando em contato com pacientes. São desafiados a enxergar o que há por trás da doença, e não apenas detectá-la, diagnosticá-la e assim buscar o melhor procedimento para reverter o quadro apresentado. O incrível dessas experiências relatadas pelo também educador Dr. Marcos Boulos, se dá quando ouvimos exemplificar os resultados dos casos concretos.

141

Testemunha que, terminado o internato, os meses, enfim, em que passam em sua companhia, pergunta ao paciente quem é o médico que o está tratando. E a resposta, altamente positiva sob o ponto de vista do aprendizado humanístico é presenciar o paciente apontar para o interno, e não para o residente, para o assistente, ou para o chefe de grupo. Aí você pergunta, mas por que isso acontece? Simples, diz o educador, porque é ele aquele que o escuta, que interage com ele.

O testemunho de suas experiências não para por aí, pois tem havido um avanço mediante esforços por parte dos docentes da faculdade de medicina da USP, no sentido de incorporar a interdisciplinaridade e a transdisciplinaridade no processo educativo. Isso tem sido feito mediante a união das faculdades que trabalham com a medicina, como a de ciências biomédicas e de química.

Além disso, afirma o Dr. Boulos, a adaptação do currículo médico já se encontra em fase de modernização enquanto incorpora novos conhecimentos relacionados à questão da humanização. Dessa forma, demonstram aos estudantes iniciantes o quanto é necessário olhar para o ser humano e não apenas entender sobre anatomia, afinal, ao se escolher a área médica, impossível dissociar a escolha do pensamento de querer ajudar às pessoas.

Em meio ao debate abordamos o papel das intervenções dos palhaços, da inclusão de músicas, de contadores de história, o que de pronto foi recepcionado pela opinião do Dr. Boulos como um instrumento incluído pela transdisciplinaridade, afinal, têm uma interferência sobremaneira benéfica no resultado final do tratamento, diminuindo inclusive o tempo de internação. Esse tipo de intervenção, também a seus olhos, é o que há de mais produtivo no sistema de saúde.

Dr. Boulos nos proporciona profícuas lições enquanto afirma a necessidade de transmitir valores aos estudantes, questões que algumas vezes não são discutidas dentro da própria família, tornando-os, não raro, pessoas insensíveis ou no mínimo indiferentes a problemas sociais que são tomados por problemas do mundo, impossíveis de ser modificados nesse aspecto. Aí reside o erro. Quanto mais cada um puder discutir, apontar, mais a consciência se instaura e problemas sociais de ordem comportamental começam a diminuir.

As pessoas ao nosso redor têm direitos que precisam ser reconhecidos, defendidos, pois esse tipo de posicionamento é que muda o contexto de uma sociedade desigual e injusta. Países de primeiro mundo também viveram tempos de miséria nas casas de muitos de seus habitantes e cidadãos, contudo, foi pelo ajuntamento de esforços que esse quadro se reverteu, fazendo desses países reflexo do que queremos para nós.

Não é raro encontrarmos pessoas que diante de misérias humanas se mantêm indiferentes. Não por que sejam ruins, longe disso, mas é um aspecto cultural que envolve uma série de contextos que levaram a isso. O importante é reconhecermos a necessidade de partir de valores incondicionais como respeito, amor e qualidade de vida, para que algo mude consideravelmente. Não há prosperidade em uma sociedade enquanto ela se encontre em algumas poucas casas e ausente em tantas mais. É um problema a ser revisado por toda a sociedade.

Sem valores a fundamentar a sociedade como um corpo que age em uníssono, apenas alguns alcançarão qualidade de vida, contudo imperfeita, incompleta, haja vista que tudo o mais a sua volta encontra-se depreciado. A saúde, a educação, entre outros. Nenhum homem é uma ilha. Todos necessitam de valores para viver em sociedade. As instituições necessitam deles para sobreviver, para ter voz que possa soar confiante, ser ouvida.

A voz de uma pessoa em família, nesse sentido, já se mostra o começo de um encadeamento que proporciona transformações. Os valores são fundamentais, até para sabermos aonde queremos chegar e ter a real dimensão de como nos comportarmos em sociedade. Assim se dá ao conjunto de uma família, de uma instituição hospitalar entre outros. Valores são trazidos do seio da família. Não que aquelas que não os incentivem ou os discutam sejam amorais ou coisa parecida. Não se trata disso, nem de perto. Tratam-se de valores culturais que estão arraigados no seio da sociedade, que podem e devem ser alvo de mudança.

Durante o debate, questionamos o Dr. Boulos quanto ao motivo que leva o estudante a escolher a medicina como profissão, e se existe uma interferência grande do fator financeiro. Segundo a sua experiência, é a primeira pergunta que faz aos estudantes do quinto ano. A resposta quase esmagadora é que não fazem medicina pelo dinheiro. Buscam e se mantêm no curso por acreditarem que é possível mudar alguma coisa, fazer a diferença, ajudar a quem precise.

É a partir do quarto ano que os alunos começam a ter uma visão sobre as relações humanas que a profissão proporciona e exige. A partir daí é que se inicia o atendimento médico. Segundo o Dr. Boulos quando se inicia a relação humana com os pacientes é que, de fato, começa a se compreender e lidar com o que é a medicina. Inicia a compreensão do que é tratar um paciente.

Contudo, segundo seu testemunho como educador, quando se aproxima o tempo da formatura muitos se desviam daqueles valores e se voltam para oportunidades de se engajarem na equipe de determinado profissional, pois assim acreditam poder melhor solidificar as bases da estabilidade. Convenhamos, nada mais legítimo. No entanto, também manter sólidos os valores que os motivaram por tanto tempo podem fazer toda a diferença na vida profissional, em especial na influência que podem ter na busca de um mundo melhor. Cada homem é responsável pelo que ocorre em seu entorno e isso não pode ser descartado, sob pena de vivermos em uma sociedade injusta que pode se voltar contra nós mesmos.

Interagir é a base para mudanças sólidas e permanentes, que se dispõem a novas modificações quando se faz necessário. Trazer isso para dentro das instituições é valorizar o trabalhador, é considerá-lo muito mais do que um simples profissional, afinal, é um ser humano com os mesmos sentimentos que ocorrem a qualquer paciente. A interação permite o crescimento. O crescimento profissional, que recebe e sente a satisfação em retribuir. Sob esse aspecto, cresce a organização hospitalar.

É um desdobramento natural. Comportamentos humanos que produzem benefícios aos homens tendem a influenciar sua replicação

A HUMANIZAÇÃO E A FORMAÇÃO DOS MÉDICOS E PROFISSIONAIS...

no espírito humano. No entanto, aqueles que produzem valores egoístas, reducionistas, não se desdobram a todos ao redor, pois não é do homem aceitar-se contra o próprio homem, e estudantes de medicina são a prova disso quando decidem pela profissão para ajudar outras pessoas, mas suas consequências sim desdobram-se de forma exponencial, disseminando o que se pode conceituar por desumanização.

Exterminar a humanização do meio de saúde é agir contrário à própria essência de sua proposta profissional. Ensinar a ouvir o paciente, valorizar o sorriso durante o atendimento, demonstrar valores caros e perceptíveis a qualquer pessoa, instruída ou não, é algo que não se pode negar existência. Agir contrariamente a esses processos de atenção é trazer para si mesmo uma carga de estresse que aumenta em muito o que se espera que vá vivenciar na profissão médica.

Uma coisa é ter metas financeiras e isso, repetimos, é totalmente legítimo. Contudo, deixar esvaziar-se de valores essenciais à vida e que podem muito bem conviver com tais objetivos, é diminuir-se como ser humano. É abrir mão do prazer de viver de forma real, confundindo-o com a satisfação que o enriquecimento pode proporcionar. Tornar-se um profissional de saúde apenas pelo sentido mercantilista possibilita distorcer toda a essência pela qual ela encontra o seu apoio.

É fundamental que as metas de educação médica alcancem esses valores, incutindo nas mentes dos alunos a importância de se pensar e decidir por esse caminho. A construção de valores leva especialmente o profissional a não se render às instituições de ensino que só pensam em instruir o básico, a altíssimos custos mensais, tornando a faculdade um celeiro de pessoas que podem pagar sem que tenham um mínimo de incentivo para vir a pensar em que bases estão construindo o futuro que desejam como profissionais.

Alunos que venham a ser incentivados, mediante uma mudança de grade curricular, a realizarem estágios em unidades básicas, conhecendo os meandros do dia a dia, testemunhando desde cedo o sentimento e os reclames de toda a sorte por parte dos pacientes, serão profissionais humanizados se preparando para a vida. Ao adentrar nos últimos anos do curso, será capaz de vivenciar seu conhecimento munido de maior e melhor maturidade profissional, compreendendo a necessidade que há em centenas de situações que se apresentem, haja vista tê-las presenciado por diversas vezes.

Capacitar um profissional médico, ou mesmo qualquer outro da área de saúde, com qualidades que estão além da capacidade técnica, mas que encontram também na seara humanística, a razão pela qual exercem seu ofício, significa entregar à sociedade seres humanos maduros sob o ponto de vista da preparação para enfrentar de frente qualquer situação, tendo sempre algo a dizer, a acrescentar, a devolver. Afinal, esse é um sustentáculo da existência da humanização: *devolver*. Devolver mesmo que não receba. Devolver por acreditar que é possível transformar.

Todos esses esforços em favor de mudanças que signifiquem o surgimento de um padrão de excelência que atenda, sobretudo, ao homem e não à doença, para muitos parece ser tolice, o que é compreensível, pois suas formações se deram por bases que também formaram o sistema que hoje está instalado, demonstrando suficientemente sua ineficiência.

Não fosse tão somente pela gestão que assim o comprova, vemos através de usuários insatisfeitos, que perdem tempo precioso em filas intermináveis, aguardando por atendimentos, exames e cirurgias que parecem nunca chegar, pagando com a ausência em família, ou com a impossibilidade de serem produtivos à sociedade, não raro com a própria vida, por toda essa ineficiência. Isso é inaceitável. E isso não é responsabilidade apenas dos governos, mas de toda a sociedade constituída, compreendendo usuários, médicos, universidades, organizações hospitalares, conselhos de saúde e governos.

A comunicação é o caminho para a humanização, tornando esta a referência para que se continue a comunicar e modificar tudo o que ainda precise ser modificado, a qualquer tempo em que algo se mostre ultrapassado. É um processo dinâmico. Não esgota ao se encontrar o procedimento ideal. A vida é dinâmica.

As novas gerações, assim como as novas tecnologias, apresentam novas demandas, devido a novas lacunas, consequentemente, novos reclames.

146

A HUMANIZAÇÃO E A FORMAÇÃO DOS MÉDICOS E PROFISSIONAIS...

É nesse instante em que se apresenta o profissional devidamente capacitado para lidar com o desconhecido. Sua formação humanística dará o cerne em que se apoiará toda a inevitável espera de que se precise, proporcionando em conjunto, com especialidades e homens, a busca de novos rumos.

A preocupação quanto à formação dos profissionais é legítima, afinal, é comum encontrar médicos que se prestem a um atendimento apenas baseado em exames laboratoriais e medicamentos que estejam em voga, eximindo-se da necessidade de uma avaliação clínica, do cuidado de examinar o paciente fisicamente. Se a estes simples procedimentos o profissional tem se omitido, o que esperar da comunicação entre médico e paciente?

Não à toa, ícones da classe médica tem se feito ouvir a esse respeito. Afinal, não há como negar a contradição entre o enorme avanço da medicina e o retrocesso no quesito atendimento humanístico, haja vista que profissionais se prestam a diagnosticar pacientes apoiados apenas em exames laboratoriais, descartando o contato direto, íntimo, que pode revelar, sobretudo, o contexto responsável pela doença.

Um exemplo dessa preocupação ativamente manifesta pode se ler na recente entrevista do Dr. Dario Birolini, professor emérito de Cirurgia da Faculdade de Medicina da USP, realizada por Riad Younes para a CartaCapital.[70]

Nessa ocasião, o Dr. Dario Birolini afirmou o que temos reiterado ao longo deste estudo no que se refere à complexidade do ser humano. Por esse motivo, ainda que se procure prolongar a vida humana utilizando-se de tantas técnicas modernas à disposição, caso não se atente para o universo particular do paciente, diz o professor da Faculdade de Medicina da USP, não raro se proporcionará a piora de sua qualidade de vida.

---

[70] BIROLINI, Dario. "A loucura da medicina moderna". Entrevista concedida a Riad Younes. *Revista CartaCapital,* São Paulo, 26 dez. 2014. Disponível em: <http://www.cartacapital.com.br/revista/831/a-loucura-da-medicina-moderna-489.html>. Acesso em: 02 jan. 2015.

É preciso escutar a voz da experiência, a voz dos corredores dos hospitais, a voz dos históricos passados que imprimiram medicina humanizada. É preciso fazer medicina novamente. O Dr. Dario Birolini afirma que devido a uma gama enorme de informações na atualidade o médico acaba por se voltar à especialização em alguma área, reafirmando também a fragmentação do atendimento que mencionamos algumas vezes ao longo deste estudo, valendo-se assim tão somente do auxílio ilimitado da tecnologia diagnóstica.

Aliada a esse aspecto, a realidade também se apresenta pelo viés do paciente ser um "impaciente" que se consulta com a internet, se autodiagnostica e se automedica, indo ao especialista apenas para exigir que este cumpra com o roteiro que ele, paciente, acredita ser o melhor para os seus sintomas; ambas as situações ensejam ao que o Dr. Dario Birolini denomina "síndrome da fragmentação". É preciso, portanto, estar atento a esses fatos, procurando impedir que seu avanço se torne um procedimento aceito por ambas as partes.

As considerações do Dr. Dario Birolini na entrevista se deram em ocasião de ter sido ele o responsável pelo prefácio do livro "O Doente Imaginado", de Marco Carlo Bobbio, lançado no Brasil há pouco tempo pela Editora Bamboo. Segundo as conclusões que o Dr. Dario Birolini lança a partir das luzes do Dr. Marco Bobbio, é necessário que haja a conscientização quanto ao debate para o aprimoramento da assistência ao paciente. E isto, segundo os especialistas, deve ter início desde os bancos das escolas de medicina, tanto quanto se faça necessária a sua discussão em congressos médicos.

Em consonância com o que discorremos anteriormente, o Dr. Dário Birolini no mesmo diapasão do Dr. Bobbio, acredita que essa deficiência ocorre por desqualificação do corpo docente nas faculdades, não raras abertas pela seara privada sem qualquer critério, formando profissionais com qualificação questionável. Segundo ele, o despreparo ocasiona, inevitavelmente, a deterioração na qualidade do atendimento, tanto quanto proporciona aumento considerável dos custos no sistema de saúde.

Para seguirmos rumo ao fim desta explanação sobre a formação dos profissionais de saúde, especialmente sob o ponto de vista das lacunas e necessidades apresentadas pelo sistema de saúde, que se tornou o foco da Política Nacional de Humanização com suas propostas de mudanças efetivas para funcionamento do sistema como um todo, apresentamos o conhecimento que se mostra como um diferencial em meio a todo esse processo de transformação, em especial diante de tantas disciplinas técnicas que, sabe-se bem, já abrem espaço às humanísticas.

Trata-se da pragmática humanização realizada pelos homens e mulheres que levam alegria ao meio hospitalar. Suas considerações práticas nos trazem às causas e consequências pelas quais encontram sua razão de continuar o trabalho. Assim como a Associação Viva e Deixe Viver não mede esforços quando o assunto é levar alegria, leveza e carinho a pacientes muitas vezes carentes de toda a sorte de atenção, sentindo-se não raro excluídos pela doença das quais são portadores, um de nossos debates no Programa da Conexão Médica foi altamente enriquecido pela experiência vivenciada pela ONG Doutores da Alegria. É sobre o apoio desses seres humanos, na melhor acepção do termo, que queremos discorrer.

Mediante o tema – Humanização e a universidade – Wellington Nogueira, o criador e presidente dos Doutores da Alegria, nos apresentou os feitos desse grupo de palhaços que se especializou na atuação em hospitais, levando alegria às crianças hospitalizadas, cumprindo o importante e fundamental papel social da arte nesse contexto.[71]

Há pouco falávamos das relações humanas diante da vida, em face de necessidades criadas pela sociedade e que em tantas ocasiões se sobrepõem às verdadeiras necessidades humanas. Inauguro a exposição das considerações de Wellington Nogueira com um testemunho que nos deu já quase ao final do debate.

Dizia ele que quando a ONG Doutores da Alegria passou a marca dos dez anos foi uma satisfação verificar que o propósito continuava

---

[71] VIVA HUMANIZAÇÃO. *Educação em Saúde:* Humanização e a Universidade. Palestrante: Wellington Nogueira. Vídeo (59:58s). Disponível em: <https://www.youtube.com/watch?v=OfpIKC0COvA>. Acesso em: 28 dez. 2014.

o mesmo, ileso em seus valores primeiros, sólido rumo ao futuro, mas o campo de visão que a sua frente apresentava pedia mudanças. Transformações clamavam por ampliação, pois diante de seus propósitos agora havia a cidade, o entorno, o país como uma criança hospitalizada, não se podendo mais dizer onde começava e terminava o hospital. Isso devido ao cultivo da doença estar se alastrando em campos onde se espera receber apenas sementes das relações com a vida.

Para Wellington Nogueira, "enquanto existe vida, existe oportunidade para tudo". Os Doutores da Alegria iniciaram suas atividades em 1991 e hoje estão em quase todos os hospitais do Brasil, trabalhando cada vez mais a relação entre a arte e a ciência. Onde termina uma, a outra assume suas funções, seu posicionamento. Chegam a um ponto em que se perguntam onde começa o humor, a saúde, o médico ou o palhaço? Na verdade, integram-se, comunicam-se, e juntos seguem pelo caminho da humanização, prestando um precioso serviço ao sistema de saúde como um todo, especialmente aos pacientes.

Wellington nos esclarece que o aparecimento do arquétipo do palhaço em todas as culturas, em todas as etapas da evolução da sociedade, não é um mero acidente e sempre que ele aparece, está ligado à figura que seria equivalente ao arquétipo do médico, do tratador, do curador, tamanha é a sua influência na recuperação de estados de ânimo e mesmo de saúde. Nesse aspecto surge, pode-se dizer, como um educador, alguém que consegue levar esclarecimentos, e nada melhor quando isso é feito de forma a descortinar o que, de fato, é importante nas relações humanas: afeto.

Por isso, afirma Wellington Nogueira, que saúde e educação devem caminhar juntas. Educação é muito além do que se padroniza como suficiente. Frequentar instituições de ensino e obter habilidades e técnicas nas mais diversas áreas do conhecimento. Educação é proporcionar a existência da conexão de ideias, de conceitos que sejam compreendidos a partir do exercício do raciocínio. É instrução que ensina renovar-se à medida que se depara com o desconhecido.

A experiência de duas décadas de trabalho confirma para Wellington que a humanização encontra seu ponto de partida na essencialidade da vida, a saber, na relação humana. A vida de todos é permeada por encontros que se transformam em relacionamentos, seja de um médico com seus pacientes, seja a de qualquer outro profissional ou não diante das relações que estabelece para si ou que a vida lhes apresente.

O diferencial nessas relações é a qualidade que a elas se emprega. É uma decisão pessoal, ainda que a resposta do interlocutor seja contrária. Contudo, vivê-la com qualidade do ponto de vista de ambos os polos propicia qualidade de vida. Relações humanizadas.

Os Doutores da Alegria realizam seu trabalho mediante o diálogo (sempre a comunicação fazendo a diferença). É o olho no olho, encontrando no emocional da criança o caminho que traduz a sinceridade de quem fala e de quem escuta. No entanto, seu objetivo não é o de se apresentar com alguma aspiração terapêutica, mas tão somente alegrar, pois dessa forma proporciona a abertura para que o profissional de saúde se aproxime sem qualquer resistência ou medo por parte do paciente. É a notória realização da humanização da saúde.

Os resultados são comprovados a olhos vistos, especialmente quando se depara com os médicos, depois de presenciarem os benefícios da intervenção dos profissionais da alegria junto ao paciente, pedindo para participarem igualmente, conhecendo as técnicas que aqueles utilizam para se aproximar. Foi daí que nasceu a primeira oficina "O hospital pelos olhos do palhaço". E a partir dessa criação surgiu uma relação com as universidades. É a coerência e a ética proporcionando qualidade ao instante vivenciado pelo paciente.

Não à toa viu a necessidade de lançar um livro a que intitulou "Soluções de Palhaços", escrito por Morgana Maseti, coordenadora do centro de pesquisa dos Doutores da Alegria, publicado pela Editora Palas Athena, em São Paulo, para proporcionar ao médico um refinar aos conhecimentos que tenha sobre seus relacionamentos com os pacientes, as maneiras de se abordar e suas habilidades reacionais. Juntamente a este título, foi lançado também pela mesma autora, o livro intitulado "Boas Misturas", relançado com o nome "Ética da Alegria no contexto hospitalar", pela MMD Editora.

Como não poderia deixar de ser, contagiante e eficaz como se mostra com toda a sua simplicidade, tornou-se um meio requerido por universidades e hospitais, tendo em seu extenso quadro, formandos e alunos das faculdades de medicina que desejam conhecer o mais simples e eficiente método de humanização reconhecido. Por toda essa experiência, Wellington Nogueira confirma a necessidade das faculdades ampliarem seus currículos com disciplinas que tratem especificamente da formação humana do médico.

Os resultados já são tão reconhecidos no meio médico que não raro os Doutores da Alegria recebem solicitações dos universitários, por indicação até mesmo dos próprios pacientes, para que se façam acompanhados, o que o fazem com toda a presteza, acompanhando-os em seus trabalhos e conclusões, testemunhando o bem estar e a delicadeza das relações entre os seres humanos, conforme as palavras de Wellington Nogueira.

Uma conclusão que divide conosco é que a área social e o segundo setor podem se juntar e começar a ver que dentro das duas instituições existem pessoas que podem unir esforços, conhecimentos e potencialidades para criar um novo sentido ao lucro, envolvendo-o à dignidade enquanto proporciona verdadeira responsabilidade social. O produto ou serviço, segundo Wellington Nogueira, que não tem missão, visão, valores, raiz, ou não ouve a inquietação do indivíduo está fadado a desaparecer.

Pode-se escolher. Agir assim ou optar por promover alegria que transforma, mediante ética e foco em qualidade de vida, reestabelecendo as relações humanas por meio de comunicação clara, honesta e direta, tanto quanto se disponha a revisar os rumos da gestão, dos currículos universitários, das mentalidades em favor da humanização do sistema de saúde.

Ambos se apresentam como um caminho sem volta. Pode-se escolher.

4

RESPONSABILIDADE PESSOAL E SOCIAL DO PROFISSIONAL

A par dos termos discorridos sobre a formação do profissional, ponto de partida para nossas reflexões sobre a responsabilidade pessoal e social do profissional, diante da busca em coadunar nossos pensamentos à linha proposta pela Política Nacional de Humanização, não se permite engessar em regras estanques. Há a necessidade de, sobretudo, pensarmos este importante viés quanto à essa prática da medicina.

Como qualquer outra atividade, caracteriza-se pela relação de consumo, portanto, seria legítimo indagar se houve algum ponto dessa trajetória em que os responsáveis pelo sistema de saúde perderam de vista o objetivo que se traduz nas responsabilidades assumidas ainda ao tempo da formatura, enquanto prestaram juramento solene, colocando seu serviço à disposição de atendimento prestativo. Pergunte-se se terá sido a atividade de consumo que nos fez perder a humanidade?

Essa sugestão inicial encontra razão em questionamentos que remontam ao ano de 2003, registrados na obra "Viva e Deixe Viver: histórias de quem conta histórias", de autoria de Maria Helena Gouveia, escrita sob nossa coordenação frente à Associação Viva e Deixe Viver.[72]

---

[72] GOUVEIA, Maria Helena; CIMINO, Valdir (coord.). *Viva e Deixe Viver*: histórias de quem conta histórias. São Paulo: Globo, 2003.

Pensemos a partir do que naquela obra se encontra registrado: Tudo pode ser comprado e, portanto, vendido. Logo, é tudo uma questão de marketing? É assim também com o trabalho na área da saúde? É apenas um produto, ou tornou-se um produto? E, em caso de ter se tornado, por que a desconsideração por um tratamento humanizado?

Permitindo-nos uma pequena digressão a partir dessa reflexão, fazendo até certo ponto uma relação com a atividade de consumo, tomemos de empréstimo a lição de Maria Helena Gouveia em consonância com nossa voz, a qual temos procurado fazer-se ouvir: "Vivemos em uma sociedade de consumo cujo foco essencial é o consumidor. Sem este não há mercado, ainda que haja oferta". É em torno desses fatores que gira o mercado. E, por isso, surge o marketing: pesquisam-se as necessidades, as vontades que geram a procura e alimentam a oferta.

Dito isso, lembrem-se também de outra importante lição de Maria Helena Gouveia, por tudo registrado em uníssono com nosso entendimento: "Essa é uma via de mão dupla. Somos, ao mesmo tempo, consumidores (do mercado) e consumidos (pelo mercado)". O modo como tratamos o consumidor reflete sem sombra de dúvida em nós mesmos e na qualidade do produto que oferecemos.

Marketing, segundo a Profa. Aylza Munhoz[73] em sua tese de mestrado apresentada à FGV, "é o conjunto de atividades que têm por objetivo a facilidade e realização de trocas, isto é, mercado em ação. Rudimentar ou avançado existe desde sempre". E continua a professora: "E pode e deve ser usado a favor do ser humano e não apenas usar o ser humano como ferramenta para movimentar o sistema".

Cumpre ressaltar que, por diversos motivos, o marketing passou a ser acusado de ser o grande causador de um decréscimo no nível de qualidade de vida, levando o homem a distanciar-se de um modo de vida solidário, o que vale também para as atividades na área da saúde.

---

[73] MUNHOZ, Aylza M. *Pensamento em Marketing no Brasil*: um estudo exploratório. (1982) Dissertação de mestrado. FGV, São Paulo, p. 94.

RESPONSABILIDADE PESSOAL E SOCIAL DO PROFISSIONAL

Dada a importância dessa celeuma, as empresas repensaram suas estratégias e viram no marketing social o meio com que não apenas manteriam seu objetivo, mas, sobretudo, proporcionariam ao consumidor uma nova visão da relação de consumo, que ao perceber que tem a atenção que também lhe proporciona o bem-estar, agrada-se sobremaneira, ao ponto de compará-la ao próprio produto que esteja adquirindo, o que acaba por agregar importante valor humano à atividade.

Esse conceito de marketing social, como demonstra Aylza Munhoz, já existe há pelo menos vinte anos. Lá fora, porque o Brasil está sempre 20 anos defasado. Somente agora estamos nos preocupando com o bem-estar prolongado dos consumidores ou, em outras palavras, do cliente, por fim, do paciente.

Levando-se em conta princípios e valores de dignidade humana, beneficência, não-maleficência, e esses aspectos do marketing social, pergunte-se por que os clientes dos hospitais públicos são tão negligenciados. Por que não são considerados pelos laboratórios, pelas empresas de materiais hospitalares ou pela própria instituição? Talvez a resposta seja óbvia, afinal, o cliente é o governo que paga as contas e por pagar muito menos, nivela consideração ao valor pago pela intervenção.

No fim das contas, aquele que necessita vivenciar o processo de cura de sua doença, em especial quando atendido pela rede pública, ainda tem que administrar ser tratado apenas como mais um, ou sem a atenção adequada a que pede o consenso humanitário que caracteriza a atividade.

Pergunte-se o que o usuário do sistema de saúde espera da postura pessoal do gestor. Tomemos os exemplos ocorridos recentemente com as Santas Casas. Não é exatamente que exerça seu papel com responsabilidade para que se efetive o que ele, usuário, tem direito? No fim das contas, ele, usuário, não é um consumidor desses serviços? Adotando o ponto de vista do usuário, ele tem direito a ser bem recebido, acolhido, tratado com respeito e atendido naquilo a que fora buscar. Não pode haver justificativas para que deixem de tratá-lo como merece.

155

Cumpre dizer que a responsabilidade pessoal se apresenta como um termo que muito mais se aproxima e se coaduna com os objetivos da Humanização da Saúde que propriamente o termo responsabilidade social, afinal, esta é o fim, mas, é por aquela que, de fato, se faz acontecer o desiderato de alcançar um sistema de saúde de qualidade. A responsabilidade social, entendemos, deriva diretamente da responsabilidade pessoal.

Ao entendermos que através da responsabilidade pessoal pode se alcançar um serviço de qualidade, mais ainda corroborada está toda a argumentação a que nos detivemos até o presente momento quanto à valorização do trabalhador e à qualidade do ensino nas faculdades, visando sempre a humanização também do trabalhador, este que detém a responsabilidade direta frente ao usuário e ao sistema, especialmente em face das habilidades também humanísticas que apresente, ainda que muitos sejam os personagens corresponsáveis pelo sucesso desse empreendimento.

Sonhar e buscar pela profissão que se traduza em uma questão de vocação é importante. A boa qualificação os levará a essa realização. Compreender o processo humanístico dentro dessa formação será o diferencial. Agir incentivado por valores humanos é o meio pelo qual se consegue, em especial na área da saúde, fazer valer o sonho de ajudar pessoas, construindo uma sociedade mais justa, pois não se pode querer viver em um ambiente degradado acreditando que pode estar isento quanto ao retorno de seus efeitos contra si mesmo.

Acolhimento, atenção, equidade e educação para saúde preventiva são atitudes que se espera encontrar no sistema de saúde, tornando usuários satisfeitos, contudo não é o que costumam receber. Isso precisa mudar. Tratar com qualidade um usuário do sistema de saúde, além de ser um direito que este detém, é sinônimo de uma gestão que vê a qualidade do serviço como algo essencial para surtir os efeitos esperados. Só com a mudança da gestão que se encontra instalada há décadas é possível alcançar esse desiderato e, a cogestão, com suas propostas de corresponsabilidade, é um caminho a ser considerado.

A responsabilidade na produção de uma saúde de qualidade, utilizando-se da comunicação como veículo que procura entender necessidades e

RESPONSABILIDADE PESSOAL E SOCIAL DO PROFISSIONAL

oferecer soluções, é uma forma de gestão que cumpre seu papel humanístico. Dessa forma, valoriza profissionais, diálogos, comunicação em rede e especialidades que se entrelaçam. Será no fortalecimento das relações entre especialidades, entre profissionais e usuários, que se construirá um sistema de saúde que compreenda a comunicação como seu veículo principal, tornando possível produzir saúde de qualidade e bem-estar.

Esse é o objetivo do sistema de saúde pensado a partir dos conceitos de humanização, e que envolve, por que não, aspectos que possam visar lucros, haja vista oferecer serviço de qualidade, ser reconhecido por isso e, por fim, alcançar um nível de satisfação pessoal muito maior do que o teria apenas tentando ser um mercantilista que apenas tenha olhos para ganhos financeiros, esquecendo-se do homem. Convém sempre lembrar: o homem não é uma ilha. Jamais conseguirá viver em uma sociedade degradada sem que seus efeitos respinguem em si próprio.

A responsabilidade social, a que tanto se fala nas últimas décadas, só alcança seus efeitos quando trabalhada por meio de valores éticos, de conscientização quanto às obrigações pessoais em prol de um conjunto social harmônico, através de transparência e de equilíbrio. Só mesmo através de responsabilidades pessoais, e destas partindo para um conjunto de corresponsabilidades, que se pode alcançar os efeitos da responsabilidade social.

Já lançávamos as sementes dessa reflexão na virada do milênio, e efetivamente as expusemos por meio de uma publicação intitulada "Responsabilidade Pessoal: Atitudes do Profissional de Marketing hoje e amanhã", quando em 2005 presidimos o Comitê de Responsabilidade Social da ABA (Associação Brasileira de Anunciantes e Clube de Marketing), instituição presidida na ocasião pelo profissional Horácio Rocha.[74]

---

[74] ASSOCIAÇÃO BRASILEIRA DE ANUNCIANTES E CLUBE DE MARKETING. *Responsabilidade Pessoal:* Atitudes do Profissional de Marketing hoje e amanhã. São Paulo, novembro de 2005.

Afirmávamos à época que a pessoa responsável responde, de forma consciente, pelos próprios atos, ou seja, é aquela que sabe o que faz, que sabe como seus atos interferem na sociedade, e sabe, principalmente, o que isto representará nos anos seguintes. Para compreendermos nossa responsabilidade pessoal basta olharmos ao redor e identificar a nossa participação nas ocorrências que se apresentem no contexto em que vivemos.

A velocidade e a forma como as novas descobertas se apresentaram trouxe consigo, ainda que de maneira imperceptível, também o estabelecimento de complexas relações de poder, instalando a necessidade de competição entre os homens, fazendo surgir absurdos administrativos e a transformação de hábitos de uso dessas descobertas, em novos hábitos de consumo e de comportamento.

Desse ponto surgem as relações corporativas que, em tese, deveriam devolver à sociedade os benefícios que ela lhes proporciona, tornando a inclusão e a participação uma realidade. Juntamente a essa reflexão que lançávamos à época da publicação "Responsabilidade Pessoal", todavia, também sempre tivemos consciência de que, na prática, essa resposta é fruto da vontade da pessoa que tem a decisão em suas mãos, portanto, uma decisão exclusivamente pessoal que depois se torna coletiva.

A publicação daquele material nos proporcionou a oportunidade da reflexão sobre o resgate da essência do valor individual da responsabilidade de cada um. Atuar sem medo e orientado com os valores positivos da essência do ser humano é ter nas mãos a responsabilidade da construção de um mundo melhor.

Ao discorrermos até o momento sobre as maneiras inovadoras pelas quais se deve lançar mão na busca do aprimoramento da gestão compartilhada, afirmamos à exaustão ser um processo em que as mudanças estão sempre abertas para o reconhecimento tornando-se um processo dinâmico, e aqui as comparamos aos passos que se acredita, na atualidade, sejam aqueles que constituem a excelência do marketing, quais sejam, empreendedorismo, ética, transparência, liderança, competência e criatividade.

RESPONSABILIDADE PESSOAL E SOCIAL DO PROFISSIONAL

Tratando-se dos níveis de decisões da empresa, qual seja, a organização hospitalar e o sistema de saúde como um todo, que se busque mediante esses seis passos a eficácia da parte gerencial e a eficiência da operacionalidade que vise imprimir otimização de tempo, de recursos e de pessoal. No entanto, pergunte-se: o que se encontra no ambiente de trabalho, a que o corpo clínico esteja inserido, senão baixas remunerações, escassez de material, deterioração e precariedade das instalações, assim como ausência de especialidades, traduzindo ineficiência da gestão.

É preciso adotar medidas urgentes e precisas, posto que esses são fatores que desestimulam sobremaneira o profissional de saúde a adotar um comportamento humano e atencioso àquele que necessite não apenas ser curado, mas também atravessar todo esse processo de forma que se sinta seguro pelo acolhimento que recebe, compreendendo todos os aspectos que envolvam a situação em curso.

Fica a indagação, pois, como haveremos de cobrar responsabilidade pessoal e social do trabalhador de saúde se ele não encontra condições mínimas que o proporcionem executar o melhor que se espera de seu ofício, humano que é por natureza. Como esperar algo dele se não há qualificação atualizada de tempos em tempos? Como esperar, se não há substituição adequada de profissionais, que possam ter preservadas a sua atenção e concentração mediante espaços suficientes de descanso?

As tecnologias à disposição do médico e de outros profissionais de saúde são um caminho para que se alcance a gestão do paciente, dentro ou fora das instituições hospitalares. Um exemplo disso é o monitoramento das farmácias responsáveis, feito para que haja acompanhamento da compra e ministração correta dos medicamentos; enfim, o corpo multidisciplinar que, mediante acesso a recursos tecnológicos, pode e deve lançar mão desses recursos, desde que bem administrados e colocados à disposição da melhora do sistema de saúde, para que se preste o melhor apoio ao paciente.

Para que haja o alcance que se espera da responsabilidade pessoal e social do profissional de saúde, é fundamental que se pense a prática das diretrizes que precisam ser adotadas para a capacitação do profissional de saúde, tornando-o um personagem apto a desenvolver medicina humanizada.

Os seis passos da responsabilização pessoal, anteriormente mencionados, servem para habilitar o profissional para que "venda" a medicina curativa e preventiva, assim como o permita agregar o valor humanitário que se deve entregar àquele que recebe seus cuidados, tornando o processo hospitalar aos olhos da sociedade um modelo de gestão que de fato alcance o resultado maior em qualquer relação humana, o da plena satisfação.

Se tomarmos as seis habilidades mencionadas; ética, transparência, liderança, competência, criatividade e empreendedorismo na contextualização da gestão, podemos, por exemplo, conjugá-las em sintonia com os princípios bioéticos da beneficência, autonomia, justiça e necessidade do consentimento, e perceber quanto, a rigor, ambas são capazes de proporcionar alcance ao desiderato da humanização. Cumpre dizer que somente dessa forma é possível ensejar à mudança pessoal de paradigma, consequentemente ao desdobramento que há de alcançar e influenciar mudanças nas esferas social e ambiental.

Apenas se levarmos em conta os princípios bioéticos que permeiam e emprestam base à ética médica vislumbra-se a possibilidade do alcance de novos paradigmas e responsabilidades, que vão além das ensinadas nas faculdades e praticadas no dia a dia. Que dirá se empregadas às técnicas de gestão e de marketing que aqui apresentamos. Eficiência é o nome desse caminho. Humanização, o seu nome de família.

Dessa forma se faz com que os alunos e profissionais compreendam a conscientização coletiva que apreende o ensinamento de que a mudança é, sobretudo um ato individual, para que o conjunto fale a mesma voz e ande no mesmo passo. Somente nesse diapasão se poderá, de fato, vislumbrar o alcance do objetivo em se obter a medicina humanizada, ainda que um dos elos da cadeia de trabalho não se comporte a contento, sendo mais fácil e eficiente a intervenção que os repare à marcha do conjunto.

RESPONSABILIDADE PESSOAL E SOCIAL DO PROFISSIONAL

Emprestando algum detalhamento aos passos propostos, segundo a publicação "Responsabilidade Pessoal", realizada sob iniciativa do Comitê de Responsabilidade Social que tivemos a honra de presidir quando da gestão de Horácio Rocha frente à ABA – Associação Brasileira de Anunciantes e Clube de Marketing, passamos a discorrer pontos que atribuímos de importância salutar ao pensamento dos novos profissionais que se lançam ao mercado de trabalho, tanto quanto aos que nele estejam inseridos.

Cumpre salientar, em princípio pelo passo que determina o *Empreendedorismo*, que ser empreendedor significa experimentar o novo para que se abram novas portas para problemas que insistem permanecer. Vislumbrar os fatos que ensejam o problema a partir de um novo ponto de vista, tendo se permitido analisar àquele sem reservas e compreendendo o problema, é possibilitar a oportunidade do ingresso para o novo, para a solução.

Significa valer-se dos produtos ou meios de produção que estejam à mão. É chamar, por exemplo, os personagens sociais para que façam parte das ações locais. É acreditar no desiderato a que se propõe inicialmente, ou por circunstância da necessidade. Traduz-se no desenvolvimento de ações que representem o oferecimento de qualidade à população local, seja por meio de reuniões de conselho, ações sociais ou comunicações individuais que pontuem o rumo para a melhoria do desenvolvimento dos serviços.

O respeito à diversidade, dispositivo ingresso ao turno que busca empreender, significa entender o que já ressaltamos anteriormente, qual seja, cumpre dizer, o homem não é uma ilha. É preciso entender que ninguém vive sozinho e que tampouco alguém possa, isoladamente, ser o detentor de conhecimento, importando reconhecer na diversidade o diferencial que imprime respeito à diminuição do preconceito, não raro encontrado nas organizações hospitalares. A valorização dessa diversidade, ainda mais em solo tupiniquim de onde se depreende a riqueza cultural que nos formou ao longo dos séculos, é dar ensejo à produção de um comportamento que tem na legitimidade e no equilíbrio a compreensão que promove a quem quer que seja, o melhor atendimento.

Pelo viés do desenvolvimento sustentável, compreendido e em voga não como um lenitivo, mas por ter demonstrado sua necessidade emergencial, encontram-se princípios que apontam os rumos de ações que proporcionam o uso adequado dos recursos e conhecimento de novas técnicas. Imprimir novas ações que multipliquem atendimento de qualidade é, sobretudo, garantir o equilíbrio econômico e capacitação profissional, reduzindo desigualdades sociais e fazendo surgir nova consciências quando do aparecimento das novas gerações que gerenciarão a sociedade.

A *Ética* como segundo passo proposto, tema tão conhecido da área da saúde, traduz-se como o comportamento que se encontra mediante a lapidação individual que o dia a dia do trabalho proporciona, ressaltando-a sempre, resgatando-a quando ausente, uma vez que perdure desde o momento em que a substituiu por procedimentos que se acreditou suficientes. A integridade humana encontra na ética um de seus sustentáculos, significando respeitar-se a si mesmo como ser humano, mas sobretudo ao outro, em especial se na condição de paciente.

O marketing uma vez inserido no desenvolvimento da sociedade volta seus olhos para a inclusão dos processos de integralidade nas relações humanas, visando a diversidade de interesses e necessidades. O trabalho em equipe, comprometido com a qualidade do serviço, elimina a prepotência e a hierarquização em demasia no ambiente de trabalho. Para o marketing, o trabalho em equipe proporciona a relação do ensinar e do aprender, traduzindo-a como um processo contínuo, voltado para a construção de relacionamentos íntegros em que os benefícios sejam compartilhados.

A consciência do serviço que se está prestando significa empregar procedimentos que respeitem o ser humano, o meio ambiente, os relacionamentos, e consequentemente a integridade de cada um desses personagens. Somente o reconhecimento do que é correto poderá modificar as estruturas que sustentam o sistema, e para isso é necessária a humildade que reconheça competências e inabilidades com naturalidade.

162

RESPONSABILIDADE PESSOAL E SOCIAL DO PROFISSIONAL

A *Transparência* como o terceiro passo na proposta da publicação "Responsabilização Pessoal" demonstra quanto a liberdade somente pode ser encontrada na exposição da realidade dos fatos. Ser transparente significa também não pactuar com as ultrapassadas modalidades instaladas de gestão e tratamento aos usuários do sistema de saúde. O profissional deve ser justo e sincero, pois somente assim neutraliza riscos e cria vínculos de confiança e lealdade.

Para atingi-la é necessária a avaliação pessoal, do grupo, da empresa, sempre buscando terem o conhecimento da dimensão dos erros e dos acertos cometidos, esclarecendo-os em face da equipe de forma clara e sincera, para que se crie a oportunidade de, unidos, encontrar outras dificuldades que precisem ser removidas e resolvidas. Essa união induz a um comportamento que se recicla o tempo todo, inclusive no que concerne ao conhecimento.

A coerência diante dos fatos é um facilitador para que as buscas sejam eficientes e tornem eficazes o produto da transformação a que se pretende ou que seja necessária. O importante, como relata a realidade, é que a ação represente o discurso. Enfrentar as mudanças com seriedade é dar um passo importante em direção à solução do problema ou da intenção que se tenha em face de um novo paradigma. É preciso lembrar que humanização se faz com serenidade. O profissional precisa estar consciente disso para enfrentar as antigas estruturas.

Cumpre dizer também que é por meio dos processos internos de transmissão de informações que se faz evoluir o empreendimento. A evolução pela transformação que deve ser encarada é, sobretudo, individual. Não depende apenas da organização hospitalar, mas da conjunção de esforços pessoais que estimulam e influenciam a mudança empresarial. No fim, todos ganham, tanto no aspecto ambiental, quanto no pessoal, enquanto também profissional realizado.

Por tudo isso é que se insiste na comunicação como essência para todas essas transformações propostas pela Política Nacional de Humanização. Informação clara e precisa, conhecimento de especialidades, acompanhamento e corresponsabilidades fazem com que o sistema funcione como um conjunto de engrenagens em plena sintonia. A comunicação, como afirmamos anteriormente, precisa ser uma via de mão dupla. Toda informação recebida necessita ter um retorno equivalente, seja para questionar, caso o entendimento não tenha sido completo, seja para confirmar o entendimento.

Clareza na comunicação interna e externa está devidamente ligada ao grau de relacionamento entre quem se comunica. Não à toa que locais onde as especialidades e os recursos são conhecidos previamente alcancem qualidade no atendimento. É preciso compreender o contexto em que vive o usuário, também porque ao se comunicar com ele, é preciso saber se ele compreende a informação transmitida.

A *Liderança* como o quarto passo que se apresenta a esse desiderato da transformação e do crescimento é fundamental, especialmente quando se mostra caracterizada pela união. Um líder é aquele que divide tarefas, é aquele que permanece íntegro em situações em que se requer equilíbrio e, sobretudo, é aquele que desenvolve pessoas com o objetivo de detectar talentos, privilegia o trabalho em grupo, busca desafios e não teme as mudanças.

Essas situações devem ser alcançadas com paixão, e não de uma maneira fria. É preciso impor um estilo de avanço, que demonstre a credibilidade no serviço de seus profissionais, na certeza da execução que busque na qualidade e na humanização sua missão principal, valorizando trabalhadores e usuários. Sentimento é a palavra de ordem. Motivação, um recurso valioso que gera produtividade.

Dessa forma se cria e se constrói um capital humano que trabalha o produto de seu serviço com total consciência da responsabilidade a ser entregue ao "consumidor", no caso, o usuário do sistema de saúde. O profissional, nesse diapasão, está formatado por valores como viver e trabalhar por credibilidade honesta e clara, consciência ambiental e social, legitimidade, competividade unida à humildade que torna a empresa uma só voz, empreendendo participação de todos os lados, a todo momento, resultando em nada menos que um grupo coeso e motivado. Seus resultados beneficiam trabalhadores e usuários, estes, seu foco principal.

RESPONSABILIDADE PESSOAL E SOCIAL DO PROFISSIONAL

Para liderar é preciso conhecer a história da empresa, do contexto social que a envolva, de seus objetivos, tanto quanto, como dissemos à exaustão, dos contextos pessoais de cada usuário e/ou consumidor, se assim o for. Criar soluções é antes de tudo conhecer onde se está pisando, o que está acontecendo a sua volta, e somente clareza, vontade e verdade são capazes de proporcionar esse conhecimento. Comunicação é o seu nome. Educação o seu sustento.

Um líder é, sobretudo, carismático. No entanto isso não basta, pois a qualidade, a transparência, a clareza, a honestidade e a vontade são atributos que garantem a legitimidade de sua liderança em plataforma construída para vivenciar e proporcionar responsabilidade pessoal, social e ambiental. Ser um líder é saber quando parar, quando começar e quando recomeçar. É saber planejar ao mesmo tempo que gerenciar acontecimentos, distinguindo os melhores rumos, os que ainda têm possibilidade de avanço, dos que se estagnam de vez por todas.

Para alcançar esse nível de avanço o líder precisa saber ouvir seu público, tanto interno quanto externo. Novamente a comunicação. E sempre ela. Sem ela, o resultado é a estagnação e a ignorância. A comunicação precisa manter sua característica de contemplação, para que possa saber receber e decodificar as informações em conhecimento. Isso significa vivenciar o efeito do aprendizado, podendo, assim, devolver por meio de sugestões e novas oportunidades.

Em todo esse processo, a *Criatividade* se apresenta como importante passo para que a novidade se instale, tanto quanto para que o novo seja descoberto. Criatividade significa, também, a capacidade de transformar informações colhidas em conhecimento, e nesse ínterim, inclusive, encontrar soluções criativas para o problema ou para a oportunidade a que se tenha proposto criar. A criatividade também deve contar, no momento de um plano de ação, com a possibilidade de que algo possa não dar certo, possa sair do planejado, que uma falha venha a acontecer.

A geração de capital intelectual, a seu turno, encontra na diversidade a grande revolução e a essência da rede e do conhecimento, contendo cada personagem a sua habilidade e, portanto, a capacidade de dar

165

desdobramento ao conhecimento recepcionado, devolvendo em forma de cooperação. Tornam-se, assim, um conjunto coeso de forças, unidas em prol de um objetivo. Uma engrenagem que anda a passos largos, equilibrada.

Por fim, como um sexto passo em direção à responsabilidade pessoal que fortalece o personagem e a organização, a *Competência*. A combinação de conhecimentos, ou seja, de flexibilidade e de alinhamento estratégico, favorece a tomada de decisão em face do problema que pede solução, mediante eficiência e competitividade. Para que isso ocorra em todos os níveis é preciso preparo, e só o aprendizado continuado mediante treinamento e educação continuada poder proporcioná-lo.

Atingir os objetivos de um plano de ação significa alcançar o equilíbrio conhecido entre a demanda e a oferta, conhecendo sobretudo o usuário nos mais diversos contextos sociais a que esteja inserido. Para se proporcionar qualidade ao usuário é preciso conhecer, inclusive, suas necessidades. Somente o conjunto, a união de corresponsabilidades pode proporcionar o bom atendimento, com soluções eficazes e éticas.

As instituições empresariais percorreram os séculos para encontrar no novo milênio o seu desafio maior, aquele que renovará o sistema de gestão como nenhum outro foi capaz. Seu foco: a qualidade dos relacionamentos humanos dentro e fora das instituições. Afinal, a justificativa das tecnologias sempre foi a de proporcionar melhora na execução do trabalho, alcançando precisões antes não pensadas, e também aumentar o tempo e a qualidade dedicados às relações pessoais, familiares e sociais.

Por fim, podemos concluir que a responsabilidade pessoal passa a ser o bem maior que empresta a verdadeira sustentação aos resultados das responsabilidades social e ambiental, já desgastados em especial pela carga que lhes foi atribuída, como se seu sucesso não dependesse exclusivamente da iniciativa individual dos profissionais e das categorias em conjunto, que visem à humanização das ciências médicas.

RESPONSABILIDADE PESSOAL E SOCIAL DO PROFISSIONAL

Carreados por essa linha de pensamento em que o comportamento ético tenha o poder de transformar o contexto a seu redor, tanto quanto ao profissional com ele comprometido, ambos traduzidos como o produto pela consciência da responsabilidade pessoal, tomamos de empréstimo o debate ocorrido com o filósofo, psicanalista e teólogo, Prof. Dr. Luiz Felipe Pondé, que em um dos nossos programas sobre Humanização da Saúde, discorreu sobre o tema Ética e Responsabilidade Social na Saúde.[75]

Naquela ocasião, o professor Pondé tratou sobre a ética e a responsabilidade na saúde pública, com foco na parte administrativa e também clínica junto a funcionários, incluindo os colaboradores. Antes de adentrarmos às nuances de sua opinião, nos permitimos resgatar mais uma vez uma das plataformas fundamentais para a humanização, talvez a mais importante, qual seja a comunicação. Ao trazermos a lume o tema da comunicação, de imediato nos vêm à mente os meios de comunicação e, com ele, consequentemente, o questionamento quanto à sua função básica.

Não se pode esquecer que o próprio ser humano é um meio de comunicação, uma mídia de comunicação em potencial, e por todo contexto que através dela produz, transformações ocorrem no meio ambiente em que esteja inserido. Importa-nos ressaltar que comunicação é a democratização do informar, do entreter e do saber. Significa pensar o sujeito como um ser histórico que criou e cria possibilidades de interação com o mundo.

A comunicação, ou como queira, os meios de comunicação (aí inserido o homem) são toda informação para a educação, sobretudo como uma prática social, transformadora acima de tudo, haja vista o seu envolvimento na construção da relação saudável entre o mundo e o próprio ser humano que nele habita. Ao pensarmos o cidadão como um veículo de mídia, de comunicação, enfim, como um meio de propagar

---

[75] VIVA HUMANIZAÇÃO. *Ética e responsabilidade na Saúde Pública*: Hoje e Amanhã. Palestrante Luiz Felipe Pondé. Vídeo (01:03:01s). Disponível em: <https://www.youtube.com/watch?v=8SZCm446qek>. Acesso em: 06 jan. 2015.

ideias, conhecimento e sentimentos, estamos pensando também na comunicação como forma de humanização.

Dito isto, por ocasião do debate com o Prof. Pondé, indagamos sua opinião quanto ao que seja humanizar algo, em especial quando pensamos no campo da medicina.

Sua opinião de pronto nos satisfez e se coloca em total harmonia com os ditames da Política Nacional de Humanização, porquanto afirma que humanizar algo é antes de tudo não lidar com esse algo como objeto. E ele é muito feliz ao dizer que esse não é um processo simples quando o que é tomado como ponto de partida para a cognição humana é a tendência em transformar os temas em objeto. Humanizar, a seu ver, é resistir antes de tudo a tomar a compreensão deste "algo" como uma coisa restrita, sem vida e sem movimento.

Ao conduzir essa premissa para o campo da medicina, ele relata uma situação a que já nos referimos e é de conhecimento de todos, que concerne ao aspecto da formação do profissional de saúde. Aí, segundo seu entendimento, encontra-se um problema muito sério, que é justamente a facilidade pela qual a estrutura da formação profissional empreende uma objetificação como uma condição fundamental para melhor manipular o dado que está diante do profissional, qual seja a doença que precise ser revertida, extirpada.

Humanizar algo, portanto, significa resistir a pensar o fato que esteja diante de si como uma coisa, algo como o oposto à vida. No que se refere à medicina, o professor acredita que a principal dificuldade é como formar médicos que não pensem a partir dessa condição *sine qua non* para a boa pratica médica, que por sua natureza acaba por tomar o ser humano como coisa, desumanizando, por assim dizer, a profissão, o ofício, o sistema.

Um aspecto ressaltado no debate, e isso não é novidade para ninguém, é que desde a formação do profissional médico ele é preparado para compreender o sistema de saúde girando ao seu redor, sendo ele o responsável principal. Os demais auxiliares são coadjuvantes nesse processo. Não é à toa que a carga de estresse seja imensa desde os

RESPONSABILIDADE PESSOAL E SOCIAL DO PROFISSIONAL

primeiros semestres da faculdade de medicina, para não dizer, desde o ingresso pelo vestibular. Durante o curso, como ele bem relembra, a pressão é muito grande, o que não é diferente no momento em que se pretende ingressar na residência. Qual o resultado disso, segundo o entendimento do Prof. Pondé? O profissional acaba concentrando as suas energias psicológicas, afetivas, cognitivas e epistêmicas no trabalho que tem que fazer.

Dessa forma, é compreensível quando vislumbramos o profissional médico sentindo-se como se estivesse em uma frente de batalha, utilizando o exemplo com o qual se referiu o professor para demonstrar a atitude final desse trabalhador em face das situações que vivencia. Isso começa nos bancos de faculdade e tem sua continuidade durante a vida profissional, pois todos os outros profissionais são formados nesse diapasão ou, no mínimo, por ele são altamente influenciados. O estresse é geral, logo, a produtividade é baixa e a humanização quase nenhuma. O fator preponderante é objetividade e nada mais.

É preciso deixar claro que objetividade não significa algo ruim, ao contrário, é bom que a tomemos para constituir nossas ações, contudo é necessário que se acrescente ao seu bojo ações humanísticas, seja em sociedade, seja nos meandros de um ofício como o da medicina, humano por natureza. Quando perdemos a humanização? E por quê? O contexto de consumo é o responsável? A fragmentação do ensino? A separação de ciência e humanismo? Separação de razão e emoção foi o marco da desumanização? Qualquer que seja a resposta, contudo, é necessário agir na direção oposta ao *status quo*.

Segundo o Prof. Pondé uma das saídas bastante clara, objetiva e produtiva no sentido de se proporcionar resultados é a introdução ao currículo das faculdades de saúde de disciplinas de cunho humanista. A história da medicina, por exemplo, é um escopo sugerido por ele e que, sabe-se bem, pelo simples contexto de exposição traria, sem sombra de dúvidas, enorme contribuição à formação dos futuros profissionais.

O estudo da história, afirma o Prof. Pondé, é uma das áreas do conhecimento que mais poder humanístico carrega consigo. No entanto,

169

por que motivo é voz prevalente na ciência moderna que a história não sirva para nada? Porque se tem como resposta solidificada que o passado para nada tem serventia prática. Ora, bobagem maior não pode ser concluída, afinal, a história não apenas testemunha grandes feitos do homem pelo homem, suas conquistas, incentivando seus pares no presente a agirem na mesma direção, como também demonstra que determinadas ações não devem ser repetidas, e mais, devem ser repudiadas, tamanho retrocesso apresenta à humanidade.

Conhecer a história significa muito mais que obter conhecimento de fatos passados, traduz-se pela possibilidade de dar ao homem, à criança, ao aluno, uma ferramenta que os faz pensar as atitudes que levaram seus antepassados a agir de determinada maneira. Conhecer contextos e como eles sobremaneira influenciam na vida pessoal, social e ambiental de cada um daqueles personagens, assim como nas nossas, neste presente tempo.

Significa proporcionar um meio para refletirmos a presença ou ausência da humanização em cada dia daqueles como destes tempos. História não é apenas o relato de um encadeamento cronológico de fatos que ocorreram, mas, sobretudo a possibilidade de transportar experiências, compreender suas justificativas construtivas ou depreciativas para o contexto atual, de forma a possibilitar o acréscimo do novo ou do renovado.

O Prof. Pondé, por ocasião do debate nos testemunhou um fato pessoal que ocorrera ainda ao tempo em que cursava a faculdade de medicina. Cursando o segundo ano do curso, estava em uma aula de imunologia quando perguntou ao professor "como os pacientes que tinham câncer viam o fato de que estavam indo em direção ao nada". A resposta que ouvira foi que estaria na aula errada, devendo, na verdade, estar em um curso de filosofia.

Foi o que ele, de fato, realizou ao deixar a medicina e ingressar na filosofia, posteriormente formando-se também em psicanálise. Com o devido respeito aos docentes médicos, ao hercúleo esforço que fazem (não todos) para transmitir conhecimento objetivo e de qualidade,

RESPONSABILIDADE PESSOAL E SOCIAL DO PROFISSIONAL

entendem o que queremos dizer quando nos referimos a estarem os profissionais destituídos da possibilidade de um ponto de vista que humanize?

A objetividade no momento de um diagnóstico, de uma cirurgia, de um atendimento de emergência é importante, e quanto a isso não se questiona, afinal, não se pode em um instante decisivo como esses titubear, pensar mais que o necessário. Contudo, objetivado pela formação histórica e humanística, o profissional médico decide movido em face de um ser humano à sua frente, inclusive consciente quanto ao fim da vida e aos limites de seu conhecimento.

Como ressalta o Prof. Pondé, de nada adianta um profissional simpático e que não seja capaz de salvar a vida quando, de fato, possa fazê-lo. Pois o conhecimento é lugar comum para a situação em tela. Humanismo em medicina também passa pelo aprimoramento da qualificação profissional. Essa consciência é fundamental na formação médica. Em sua opinião, e comungamos dos fatores que a embasam, importa perceber que, apesar da desumanização ser um fato, e que acontece por estar alicerçado, responsabilizado, pode-se dizer, pelo processo estrutural de formação, não será mediante ações esparsas que iremos encontrar alguma mudança significativa.

Para o surgimento eficaz e para a solidez da humanização se faz necessária uma discussão da própria ciência, mediante disciplinas que discutam a formação da ciência e pensamento científico. No entanto, cumpre-nos salientar que, assim como afirma o Prof. Pondé, há mais pessoas preocupadas com o processo humanístico, mesmo que nem todos lancem mão do termo humanização. É certo que a estrutura da formação médica está alicerçada pela ciência, em especial pela tecnologia, contudo ainda que máquinas traduzam parte do conhecimento, é no trato humano que médico e paciente encontram o sentido para seus interesses.

Tomando de empréstimo esse assunto do atendimento, pergunte-se como é possível fazê-lo uma vez que o profissional médico não raro se encontra assoberbado de pacientes para atender. Chega ser compreensível a dificuldade de sorrir entre um e outro paciente. No entanto,

171

coloque-se no lugar do usuário, do paciente, que naquele momento vivencia um dos momentos mais precários em toda a sua existência. Esta é uma consciência alcançada pelo médico, contudo, a quantas dessas situações será preciso para que aos poucos vá se perdendo a humanização do ofício?

Por outro lado, o Prof. Pondé coloca que a formação médica faz com que o profissional se sinta cada vez mais poderoso. Imagine, por exemplo, convida-nos ele a pensar, uma situação em que um multimilionário se depare com uma situação em que a ele se apresente um câncer. O câncer aniquila qualquer sentimento de poder que uma pessoa tenha a respeito de si mesma. É óbvio que dinheiro para o tratamento e medicamentos de última geração façam a diferença, mas será o conhecimento médico que, de fato, poderá diminuir ou extirpar a doença; é o profissional aquele que unicamente conhece o procedimento correto e adequado.

Ao tratarmos de conhecimento que imprima sentimentos de poder ou que podem mediante sua aplicação, transformar, de fato, situações de desequilíbrio biológico, lancemos, como o fez o Prof. Pondé, luzes sobre a esfera da biotecnologia. Diz o professor que o simples fato de alguém trabalhar com biotecnologia, seja ele da área a que pertença, em algum momento chega a pensar e a atribuir-se responsabilidade de quem produz a possibilidade de aumentar o tempo de vida. Mas, se algo mais se apresenta ao contexto, não é responsabilidade sua.

Veja, cá estamos nós, humanos, mais uma vez nos escusando de responsabilidades, fragmentando-as, tanto quanto ao conhecimento, tanto quanto em relação à história, sem nos dar conta de que todos os fatos e eventos estejam ligados, influenciando, ainda que minimamente, a ordem dos acontecimentos. Claro, há a possibilidade de casos fortuitos e de força maior que não estão em nossas mãos ou não há possibilidade controlá-los. No entanto, quando o que se diz respeito trata-se da ordem social, é impossível, ou no mínimo irresponsável, nos escusarmos, isentarmo-nos.

O Prof. Pondé nos trouxe naquela ocasião uma ideia defendida pela filosofia que em muito pode acrescentar ao pensamento, assim como o faz a história. Diz ele ser importante pensarmos a sociedade não como um contrato entre vivos, mas por uma realidade em que se baseia em um contrato entre pessoas que já se foram com as pessoas do presente e também com as que haverão de vir. O que é isso senão o princípio da conservação do meio ambiente equilibrado defendido pela Constituição Federal, para que mediante reflexões do passado e do presente assumamos responsabilidades perante a atualidade e perante as futuras gerações.

É a tradução da responsabilidade social, também pessoal e ambiental, todas em um contexto de interdependência pela sobrevivência, conhecimento pragmático onde encontramos consonância para a defesa da correlação entre as especialidades inseridas em uma organização de saúde, corresponsabilidades entre trabalhadores da saúde e desses com os usuários, todos em comum, em uníssono a cumprirem a direção que caiba a cada um e a todos em conjunto, em favor do bem estar e da humanização como plataforma que sustente o equilíbrio da vida.

Em seu ponto de vista, Prof. Pondé reconhece a fragmentação do conhecimento como um dos grandes problemas da discussão em biotecnologia e consequentemente em bioética. Ele exemplifica ao trazer-nos a lição em que um engenheiro de células, um psiquiatra ou um padre limitam seu pensamento à área de especialidade a que estão inseridos, raramente ingressando sua meditação em outras áreas do conhecimento, ou mesmo não interagindo o debate entre elas.

Em sua visão a vida não é algo que nasce e morre a cada segundo. É, sobretudo, a continuidade do tempo e as atitudes que temos hoje, e aqui acrescentamos, assim como a história nos influenciou o que somos atualmente, estendendo o impacto às gerações que ainda estão por vir. Encarar essa problemática hoje, dirimir os conflitos conceituais que não permitem avançarmos no campo da humanização, significa não termos que enfrentar o mesmo problema no futuro, seja ele em dez, cinquenta ou duzentos anos. Se já o tivéssemos feito, tomando outros rumos, certamente não seria este o motivo de nosso debate. Talvez seria sobre os benefícios que alcançamos por tê-lo debatido no passado.

Por isso se alerta o quanto os avanços tecnológicos podem representar um instrumento de sofrimento para o ser humano, dependendo do uso que se fizer deles. O Prof. Pondé ilustra essa situação de atitudes presentes que influenciam vidas futuras de uma forma bastante didática e humanística. Afirma que a preocupação deve se voltar para o ser humano em todo o contexto que o faz humano, pois, se a tecnologia lhe proporcionar uma casa arrumada e limpa a ser vivida por centenas de anos, o que ela está fazendo para garantir que esse mesmo ser humano não se encontre totalmente perdido dentro dessa mesma casa?

Para o filósofo e psicanalista Luiz Felipe Pondé, a discussão sobre biotecnologia deveria sobrepujar os limites da reprodução, das terapias genômicas, alcançando entendimento que se encontram aportados em problemas como o risco que está envolvido ao "definirmos o ser humano como matéria prima de pesquisa", em especial por essa ser uma plataforma de pensamento que acaba por visualizar o homem como pura matéria. Convenhamos, ainda que o seja um amontoado de células e moléculas argamassadas em nível subatômico, estão presentes no ser humano os seus sentimentos, as suas emoções e as traduções que faça do meio em que vive.

Levando em consideração essa digressão que ressalta a importância de passado e presente para a atualidade e para o futuro, o Prof. Pondé considera que ao tratarmos de cuidar das Políticas Públicas, deve-se levar em conta todos os esforços que desde o passado garantiram algum lugar no presente, demonstrando benefícios que perduraram no tempo e que devem ser preservados ou melhor desenvolvidas teorias a partir de suas bases.

É preciso desfazer-se do pensamento atribuído à história como coisa do passado e sem importância, conceituando apenas ao novo o que seja importante considerar, como se duração no tempo fosse sinônimo de ultrapassado. É preciso considerar, sobretudo, os efeitos dos fatos e dos feitos na sociedade e na vida humana, dando crédito a tudo o que fora capaz de perdurar incólume em seus princípios humanos, responsáveis pelo crescimento que nos trouxe sociáveis uns pelos outros até o presente momento, ainda que guerras e atrocidades insistam em perdurar como conceitos de desumanidade.

RESPONSABILIDADE PESSOAL E SOCIAL DO PROFISSIONAL

A desumanidade, ainda que velada, é fruto do orgulho, da vaidade e do egoísmo, e se não os extirparmos do comportamento humano, será bastante difícil compreendermos conceitos simples como a política pública de humanização da saúde. É preciso relevar os bons feitos construídos em outros tempos, por outros homens e por outras ideologias, ainda que não nos afinemos com eles. O que importa é sermos honestos em concordar que há um caminho novo ou uma construção sólida em algo que outro que não nós mesmos tenha realizado.

Que o médico perceba ser ele capaz de ir além do que a máquina é capaz de realizar em seu lugar. Que ele se apresente como a única dependência tecnológica que, de fato, tenhamos necessidade. Que o profissional de saúde se apresente como um instrumento capaz de sobrepujar qualquer instância de conhecimento, pois é a partir da relação humana, vivenciada pela comunicação que se prontifica a ouvir e a falar com atenção e que compreende os sentimentos, a cultura e o contexto, é que alcançaremos a evolução em qualquer área do conhecimento que se apresente, justificando, aí sim, a razão de sua existência entre nós, qual seja, os propósitos humanísticos.

Colocadas estas explanações fundamentais para a solidez da responsabilidade social do profissional de saúde e do sistema em si, apresentamos as justas considerações, também nesse sentido, que conhecemos quando tivemos a honra da presença do Prof. Dr. Sebastião André de Felice em nossos programas, na ocasião, diretor técnico do Departamento de Saúde do Instituto de Infectologia Emílio Ribas.

O tema de seu debate foi o "Hospital público. Caso: Instituto de Infectologia Emilio Ribas" um assunto que nos remete diretamente a testemunhos quanto à responsabilidade social na saúde.[76]

Inicialmente o Dr. Felice recordou que o Instituto de Infectologia Emílio Ribas teve o seu início no dia 8 de janeiro de 1880, portanto há

---

[76] VIVA HUMANIZAÇÃO. *Responsabilidade Social na Saúde*. Palestrantes: Sebastião André de Felice; Gisela Cury; Celso Dezidério. Vídeo (01:01:40s). Disponível em: <https://www.youtube.com/watch?v=93y8WADffyM>. Acesso em: 06 jan. 2015.

175

bem mais de um século, o que é muito significativo se pensarmos em saúde pública, em assistência à população. Começou para tratar de uma epidemia de varíola, em um local isolado da cidade de São Paulo, a Estrada do Araçá, atualmente a movimentada avenida Dr. Arnaldo.

Devido a outras epidemias o Hospital foi crescendo e, a partir de 1894, tornou-se conhecido como o Hospital do Isolamento, tratando de leptospirose, tuberculose, sarampo, coqueluche, escarlatina, difteria, entre outras doenças. Em 1932 passou a chamar-se Hospital Emílio Ribas em homenagem ao grande patrono da saúde pública, o médico Emílio Ribas.

Segundo o Dr. Felice, nenhuma instituição se sustenta por tanto tempo se não tiver um papel fundamental nas suas ações, e este Hospital sempre esteve à frente do tratamento de todas as grandes epidemias que aconteceram e acontecem em nosso país. São atendidos pacientes em sistemas de pronto-socorro, ambulatorial e hospital-dia, além de internações e especialidades. Cumpre dizer também, que está vinculado ao SUS – Sistema Único de Saúde.

Testemunho de responsabilidade social, o Hospital Emílio Ribas demonstrou seu preparo quando da epidemia de AIDS na década de 80. Os números que constam em seus prontuários quanto às internações, aos atendimentos de ambulatório, em triagem, pronto-socorro e no hospital-dia são únicos e humanizar esse atendimento é uma tarefa hercúlea. Responsabilidade social não apenas por ser dever e ética médica o bem atender com respeito e eficiência, mas, sobretudo, por tratar-se do uso de dinheiro público empregado na organização, o que também alcança sucesso devido às equipes multidisciplinares para o correto atendimento.

Em sua explanação, o Dr. Felice mencionou o livro "O Choque do Futuro" de Alvin Toffler, publicado pela Editora Record. A obra chama a atenção para as grandes transformações que o mundo atual está vivenciando, especialmente nos últimos 25 anos, a que o autor denomina de transformações convulsivas. Essas transformações também estão acontecendo na área da saúde, em especial mediante o surgimento de tecnologias cada vez mais avançadas. Todavia, o mais importante a ser

RESPONSABILIDADE PESSOAL E SOCIAL DO PROFISSIONAL

considerado é que as relações humanas possam acompanhá-las, possibilitando o estreitamento dos relacionamentos.

Afinal, como afirmamos nas primeiras linhas do presente estudo, é gente tratando de gente!

Em testemunho de suas experiências diárias, o Dr. Felice nos relatou que certa vez perguntou a um paciente o que ele achara da consulta, ouvindo que teria sido muito boa. Assim mesmo, segundo ele, insistiu no porquê. A resposta não poderia ser mais verdadeira, significativa e humana: "Porque o senhor me deu a mão, me cumprimentou e me convidou para sentar". Sim, pasmem! É como dizem por aí, palavras como por favor, obrigado e com licença exercem grandes efeitos entre as pessoas, imagine os efeitos de gestos como estender a mão, cumprimentar e convidar a sentar podem causar.

Aliás, mesmo depois de todas as exposições destas linhas por humanização, imagino que já o saibam bem o efeito de tais gestos. Mesmo assim ouso responder-lhes: Acolhimento. Esse é o efeito. Humanização, o seu sentido. Por isso retorno ao tema sugerido por este estudo à meditação: Comunicar para Humanizar ou Humanizar para Comunicar?

O Dr. Felice ainda nos testemunhou atitudes humanísticas que o moveram por ocasião em que assumiu a direção do Hospital Emílio Ribas. Naquele tempo notara que havia uma distância entre a porta de entrada e o ambulatório, e como não havia um recepcionista, nem macas e nem cadeiras de rodas, pacientes com limitações físicas tinham que, sem qualquer exagero, se arrastar. Assim como mães tinham que carregar no colo seus filhos deficientes que tinha idade entre 8 e 10 anos. Esses fatores, entre tantos outros, foram sanados sem alto custo; apenas por uma forma humana de agir.

Testemunhos como os do Dr. Felice e do Hospital Emílio Ribas dão a correta dimensão da necessidade em restaurar relacionamentos, em especial porque as pessoas que ali se encontram normalmente têm suas vidas muito próximas da morte, e isso as torna mais endurecidas. Por isso a necessidade de um alerta quanto à importância do relacionamento pessoal, direto, humanizado, fazendo com que voltem à realidade.

Para nossa satisfação em poder ver o resultado de um trabalho de anos a fio, ouvimos do Dr. Felice e dos profissionais instalados no Emílio Ribas que a contribuição da Associação Viva e Deixe Viver fez um diferencial enorme enquanto quebrou tabus e preconceitos, justamente em um local e época em que pessoas com AIDS eram tratadas com preconceito. No início da epidemia não eram muitas as pessoas que as cumprimentavam, eximindo-se de qualquer contato. Foi mediante a participação de voluntários e o desenvolvimento de um trabalho extraordinário que esse quadro se reverteu.

Atualmente o Hospital conta com um corpo de voluntários com preparo psicoemocional, de biossegurança, entre outros. Foi instalada uma unidade pediátrica para crianças e adolescentes, o que antes era feito em alguns andares isolados. Essa unidade permite também uma maior proximidade com os familiares, o que ajuda muito na recuperação.

O relevante em todo esse testemunho de avanços e ganhos por simples atitudes que fazem enorme diferença aos pacientes do sistema de saúde, e ao próprio sistema, é também por saber que, o que se costuma dizer que instituições públicas não têm dono, é um engano promovido pelo desconhecimento e pela ignorância da realidade. Elas têm dono sim, afirma o Dr. Felice, pois em se tratando do Hospital Emílio Ribas "a população é dona dessa instituição e nós temos a obrigação moral, social, psicológica, ética e humana de prestar a todos, indiscriminadamente, a melhor assistência".

5

A HUMANIZAÇÃO E O UNIVERSO MULTIPROFISSIONAL

Em todos os anos em que promovemos o debate da Humanização da Saúde, as contribuições sempre deram a tônica aos ideais de comunicação interdisciplinar e valorização do trabalhador em diversos aspectos, ao proporcionar ambiente digno, ao permitir a reciclagem de conhecimento, determinar horários de trabalho e remunerações adequados; também a valorização e o reconhecimento do trabalho de voluntários fora tema de diversos debates, juntamente com gestão compartilhada, consciência de corresponsabilidades que permitam acolhimento, redução efetiva de custos, educação preventiva, acompanhamentos domiciliares, entre tanto outros.

Nesse diapasão, o programa patrocinado pela Conexão Médica em parceria com a Associação Viva e Deixe Viver contou com especialistas que vivenciaram, comunicaram-se, debateram em congressos e eventos e efetivamente colocaram em prática diretrizes e dispositivos da PNH, voltando, enfim, seus esforços ao bem maior que acreditam complementar a razão de seu ofício, qual seja a humanização do tratamento ao paciente e também das relações inter pares, permitindo que o conjunto de suas ações promovessem ações de verdadeiro cunho de responsabilidade social.

Todos merecem destaque por sua conjunção de esforços em favor desse objetivo maior, especialmente aqueles que buscaram em atividades lúdicas, por meio da valorização de trabalhos voluntários, a consecução das metas de humanização. Ressaltamos a contribuição da Dra. Airtes Vieira Vitoriano, diretora-geral do Hospital São José de Doenças Infecciosas de Fortaleza, à ocasião em que compartilhou conosco suas experiências frente àquela organização, tanto quanto a de Mariana de Albuquerque Dias Aderaldo, que na ocasião exercia a função de gerente do Serviço Social também no Hospital São José.[77]

Mariana de Albuquerque testemunhou os feitos de gestão do Hospital São José ao dispor de um Comitê de Humanização formado por profissionais de diversas áreas. Esse comitê, juntamente com a Ouvidoria, identifica as demandas e as necessidades de implantação de projetos. Projetos como o Melhoria ao Usuário Cidadão, Projeto Crescer, de Capacitação do Cliente Interno, este para melhor resultado ao cliente externo, o Projeto Universus, realizado quinzenalmente reunindo profissionais, usuários e familiares. Outro projeto é o Viva com Arte, arte-terapia em conjunto com terapia ocupacional, a utilização de brinquedoteca e de apresentações artísticas com voluntários que transformam o espaço hospitalar.

O Hospital tem também o Informa São José, um informativo com a colaboração dos próprios usuários e profissionais. Para a efetiva comunicação, a organização mantém uma caixa de sugestões, assim como aborda matérias específicas culturais e científicas, procurando cada vez mais melhorar a comunicação interna e externa. O Informa São José torna-se, assim, um grande mural com responsáveis que se revezam a cada semestre. Nesse informativo anunciam o CDA – Comida, Diversão e Arte, uma reunião mensal que comemora os aniversários e as ações dos diversos setores.

Percebe-se por todas essas iniciativas o emprego de estratégias que visam a melhoria do ambiente de trabalho, a valorização do trabalhador

---

[77] VIVA HUMANIZAÇÃO. *Programa Nacional de Humanização Hospitalar.* Palestrantes: Valdir Cimino;Mariana Albuquerque Dias Alderado (Ceará); Rildete Rodrigues (Pernambuco); Rosina Bahia Alice (Bahia). Vídeo (01:02:31s). Disponível em: <https://www.youtube.com/watch?v=wXbba_WIw4w>. Acesso em: 07 jan. 2015.

A HUMANIZAÇÃO E O UNIVERSO MULTIPROFISSIONAL

e o acolhimento atencioso ao paciente, essências da política de humanização da saúde. O Hospital São José elabora um comitê de gestão estratégica que compreende o comitê de ética e pesquisa, o comitê de humanização e as indicações de demandas da ouvidoria. O processo de humanização não é só atitude, é mudança também de comportamento, é troca de experiências e sensibilização de gestores.

Outro aspecto divulgado pelo Hospital São José de Doenças Infecciosas é o trabalho dignificante realizado pelo Grupo Girassol, que há anos atua a partir dos últimos momentos dos pacientes em estado terminal. Trata-se de um acompanhamento individual feito por voluntários que vem quebrando preconceitos, principalmente sobre as doenças infectocontagiosas, em especial sobre o HIV. Esse grupo é presidido por Mirtes Brígido, que com toda atenção e delicadeza tem aproximado famílias com o maior carinho e atenção.

Por fim, quanto à organização de saúde em tela, situada em Fortaleza, ressaltamos a contribuição do Dr. Anastácio de Queiroz, infectologista e ex-secretário de Saúde do Estado do Ceará, que implantou no Hospital São José de Doenças Infecciosas de Fortaleza o Comitê de Gestão envolvendo todos os setores, para que se desenvolvesse efetivamente o projeto de Humanização da Saúde.

Outro exemplo nos chega por bom testemunho na região Nordeste, especificamente de Recife, onde trabalham mais de 250 voluntários com mais de 500 atendimentos diários a crianças e adolescente deficientes. Esse movimento nasceu na AACD e foi direcionado para o Hospital do Câncer de Pernambuco. Sobre essas iniciativas contamos com o relato de Rildete Rodrigues, à época assessora de marketing do Hospital do Câncer de Pernambuco.

As transformações ocorridas na instituição priorizaram sobremaneira a humanização, enquanto empreenderam mudanças que vão desde a estrutura física, reformando espaços como o jardim e a recepção, passando pela ação dos grupos voluntários na pediatria e em outras enfermarias, objetivando sempre o bem-estar do paciente. Segundo o relato de Rildete Rodrigues, o hospital conta com um Departamento

181

de Psicologia que atende pacientes e funcionários, implementando atividades esportivas que deram ensejo inclusive ao surgimento do HCP Futebol Clube e o Fan Clube.

A profissional mencionada afirma que a realização de palestras e mutirões são fundamentais para conscientizar a população e os trabalhadores sobre a importância social da causa da humanização do sistema de saúde. Embora conveniados ao SUS, relatou-nos que contam com um grande número de doadores cadastrados que contribuem financeiramente todos os meses, afinal a despesa não é pequena, mas a gestão responsável encontra saídas para que o projeto seja efetivado.

Infelizmente, segundo o testemunho mostra, em relação às ações do Governo do Estado, não são suficientes, não podendo, portanto, contar com os seus recursos. Qualquer semelhança com administrações públicas espalhadas pelos rincões deste país não é mera coincidência. A conscientização mediante palestras e eventos é fundamental, inclusive, para modificar a atitude de nossos governantes.

Como pode se perceber, o processo de humanização, portanto, se efetiva também por ações que não raro sejam desmerecidas, afinal, falar de amor e de solidariedade parece aos governantes menos importante que gerenciar recursos, como se aquelas ações tivessem menos importância que estas, ou não são sólidas o suficiente para lhes influenciar o bom gerenciamento de recursos.

O exemplo de ações como um projeto paisagístico de jardim em uma organização hospitalar, pensado para florescer e proporcionar alegria a pacientes, é uma atitude de amor com forte influência na humanização do sistema. Cumpre dizer que não são todos os profissionais de saúde que compreendem um ato como esse. A humanização, como afirma a profissional Rildete Rodrigues, é sem dúvida um trabalho em cadeia que em muito auxilia na recuperação do paciente, e isso precisa ser levado em conta.

Ainda na região Nordeste, foi de Salvador, na Bahia, que tivemos o conhecimento durante os debates sobre duas grandes experiências humanísticas que buscam por meio de captação de recursos e gestão

A HUMANIZAÇÃO E O UNIVERSO MULTIPROFISSIONAL

responsável, no sentido de empreender atenção ao usuário e ao trabalhador, a força que acaba por sustentar a importâncias das instituições hospitalares. Trata-se do Martagão Gesteira – Hospital da Criança, também conhecido por Liga Baiana Contra a Mortalidade Infantil Álvaro Bahia, e, também, sobre a experiência vivenciada pelo Hospital Geral da Bahia

No caso do Hospital da Criança, a presidente é a bibliotecária Rosina Bahia Alice de Carvalho, que em um breve relato nos contou como surgiu a instituição. Segundo Rosina de Carvalho, a Liga Baiana Contra a Mortalidade Infantil Álvaro Bahia foi fundada com o nome de Liga Baiana Contra a Mortalidade Infantil no dia 17 de junho de 1923, tendo surgido para promover os meios necessários ao combate à mortalidade infantil que à época eram muito altos.

Uniram-se para esse fim os pediatras Dr. Álvaro Bahia e Dr. Martagão Gesteira, criando, inclusive, o primeiro banco de leite da América do Sul, e, anos depois, o Hospital da Criança. Esse Hospital passou por grandes dificuldades, como muitos que conhecemos em todo o país, mas, atualmente, desenvolve um bom trabalho em parcerias com colaboradores e voluntários, proporcionando a reabertura de setores que já haviam sido desativados por falta de recursos e dessa forma restaurando não apenas o objetivo a que se propõe em servir à sociedade, mas, sobretudo, a sua credibilidade como instituição séria que encontra na responsabilidade social o reconhecimento de sua existência.

Na parte de humanização, Rosina certifica a preocupação em tornar a convivência com os funcionários a melhor, e para com os pacientes a disposição em manter o atendimento focado pelo atendimento atencioso. Atitudes simples que têm sido adotadas naquele local de trabalho, e que fizeram a diferença, a exemplo do café da manhã mensal com a participação dos colaboradores e voluntários, realizado pelo setor de nutrição do hospital. Além disso, construiu-se uma área de lazer para os funcionários, denominada Área de Convivência, assim como a dispôs de um serviço de contadores de histórias para as crianças e uma escola hospitalar que promove a educação de saúde, em parceria com a Secretaria de Educação. Também um setor que abrange a brinquedoteca foi instalado, demonstrando respeito a uma conquista do direito das crianças.

Outro exemplo que nos chega do Estado da Bahia é o do Hospital Geral do Estado da Bahia, instituição na qual a dignidade começa na ouvidoria, tendo como responsáveis a Dra. Loide Góes Furtado. Nessa ouvidoria questionam-se as queixas e os elogios; queixas que antes eram de 90%, hoje baixaram para 50% por aplicarem-se soluções imediatas aos problemas. Atualmente, as pessoas sentem que têm um profissional prestando atenção aos seus problemas.

O Hospital Geral do estado da Bahia possui um jornal mural para troca de informações, anúncios de palestras e encontros internos e externos, encontros sociais e datas comemorativas. Recebem a participação da Associação Viva e Deixe Viver que levou vida nova aos pacientes acompanhados por familiares e profissionais com os Contadores de Histórias. Enfim, um grande hospital com muita influência e muitas realizações.

Um trabalho que deve ser ressaltado com todas as honras pelos seus esforços em favor da humanização é o trabalho voluntário; um aliado extremamente importante não apenas para ajudar na implantação desse objetivo maior, mas também porque durante todo esse processo seus efeitos são benéficos a olhos vistos, desde o primeiro instante em que coloca os pés nos hospitais.

A mão de obra voluntária é regida pela Lei n. 9.608, de 1998, que descreve o processo de seleção, define o projeto e a assinatura do termo de adesão. O trabalho voluntário no Brasil remonta ao império como consequência da cultura portuguesa dos nossos colonizadores. Hoje, no entanto, significa transformação social. Existem métodos, preparação profissional e psicológica para o exercício do voluntariado.

Em 6 de maio de 1997 foi criado o Centro de Voluntariado de São Paulo, uma organização civil sem fins lucrativos que faz parte de uma rede de mais de 60 centros espalhados pelo Brasil. A sua missão é "incentivar e consolidar a cultura e o trabalho voluntário, promovendo educação para o exercício consciente da solidariedade e da cidadania",

A HUMANIZAÇÃO E O UNIVERSO MULTIPROFISSIONAL

conforme pode depreender-se das informações colhidas em sua página oficial. Apesar de ser focada na cidade de São Paulo, abrange os municípios no entorno e conta com 700 organizações cadastradas.

Segundo informação do site Centro de Voluntariado de São Paulo, voluntária é a "pessoa que, motivada por valores de participação e solidariedade, doa seu tempo, trabalho e talento, de maneira espontânea e não remunerada, para causas de interesse social e comunitário".[78]

O Centro de Voluntariado criou um certificado de avaliação das organizações, porque em um primeiro momento o voluntariado é "como uma nova paixão que com o tempo poderá arrefecer". Por esse motivo, precisa ser disciplinado e consciente do seu foco e da sua missão. É um trabalho de formiguinha, cada um fazendo a sua parte com a sua responsabilidade pessoal.

O voluntário, afirma o Centro de Voluntariado de São Paulo, precisa continuamente rever a sua motivação. Nem sempre aquela que o levou continua a mesma. Às vezes se transforma. É uma chama que precisa de oxigênio permanente, que precisa vencer as dificuldades e se tornar um grande desafio, acreditando fazer a diferença.

É importante lembrar que o governador José Serra foi o pai da ideia da humanização. Em 1998 já havia sido elaborado um documento que foi encaminhado ao Ministério da Saúde introduzindo a problemática da humanização. No ano de 2001, Ano Internacional do Voluntário, o Brasil foi destaque para mais de 148 países, conseguindo mobilizar, através da mídia, 180 milhões de brasileiros para esse trabalho.

O Centro de Voluntariado de São Paulo compartilha as suas informações com todo o país, através de centros e núcleos de voluntariado e de sites informativos. Através do site www.voluntariado.org.br, é possível saber quais os centros que existem pelo Brasil, quais os cursos e quais as possibilidades de engajamento.

---

[78] CENTRO DE VOLUNTARIADO DE SÃO PAULO. *Voluntariado:* Ação Social Transformadora, Consciente e Solidária, p. 12. Disponível em: <http://www.voluntariado.org.br/sms/files/vols.pdf>. Acesso em: 07 jan. 2015.

Atualmente muitos hospitais contam com a figura jurídica das associações ou de um centro de ação voluntária, mas independentemente da forma, contam com um coordenador de programa para gerenciar os voluntários, um código de ética a ser seguido, uma postura de acordo com a função, o conhecimento perfeito dos seus direitos e deveres e, muitas vezes, com o uso de um uniforme.

O trabalho voluntário conta com um número extraordinário de possibilidades. Trabalhar com a autoestima, por exemplo, é mais uma dessas alternativas e das mais positivas. Nesse segmento podemos citar o cantinho da beleza, com cuidados estéticos, e o cantinho da paz, um lugar ecumênico que trabalha a perda, a morte e o sofrimento.

Outro trabalho muito positivo é o feito com pessoas que ficam longos períodos internadas junto a seus acompanhantes, que também cumprem esses períodos. Para elas existem as oficinas que ensinam trabalhos manuais, podendo inclusive gerar renda. Há ainda os que ensinam música e arte, com projetos maravilhosos, e aqueles que oferecem apoio administrativo, uma contribuição muito importante e necessária. É preciso ressaltar também as equipes de eventos, que trabalham as datas comemorativas levando sempre festa e alegria.

Há inúmeras formas de se desenvolver um trabalho voluntário. Embora a primeira opção seja o cuidado com a criança, não podemos esquecer os idosos, os deficientes, as populações carentes, as casas de apoio e inúmeras outras opções. Cada pessoa tem o seu talento e cabe a ela usar desse talento da melhor forma, desde uma simples doação de sangue até uma campanha de prevenção de doenças, de livros que tratam da importância da alimentação, dos medicamentos, dos hábitos de higiene, da humanização hospitalar, do acolhimento familiar e das brinquedotecas.

É difícil dizer que certos trabalhos voluntários dão satisfação. Por exemplo acompanhar uma criança na quimioterapia. Mas, ao contrário do que possa parecer, dão satisfação sim, porque esse acompanhamento faz com que a criança se sinta melhor, que o tempo "passe mais depressa" e até que ela desenvolva uma atividade lúdica enquanto recebe o medicamento.

A HUMANIZAÇÃO E O UNIVERSO MULTIPROFISSIONAL

A ex-prefeita de São Paulo, Luiza Erundina, transformou em lei a criação de brinquedotecas em hospitais e em centros carentes. Mas não é preciso ser um brinquedista para participar dessa ação voluntária. O voluntário pode ser um captador de brinquedos, porque estes chegam como forma de doação, pode cuidar da sua renovação, higiene e manutenção ou cuidar do espaço físico da brinquedoteca. Este exemplo serve para mostrar de quantas formas um voluntário pode exercer a sua ação de acordo com o seu talento.

Conforme salientamos anteriormente, ainda às primeiras páginas do presente estudo, o voluntariado adiciona sobremaneira enquanto trabalha em rede, tanto na captação de recursos, nos bazares, nos carrinhos de chá, nas bibliotecas, no reforço escolar, na distribuição de kits de higiene, nos escrevedores de cartas, nas capelanias e pastorais. Organizações, também anteriormente referidas, como o Projeto Carmim de arte-terapia, os Doutores Cidadãos do Canto Cidadão e a Associação Viva e Deixe Viver somam em muito na instalação e consciência da humanização da saúde.

O trabalho voluntário, como todos sabem, é uma das grandes bandeiras da Associação Viva e Deixe Viver. Preparando os seus colaboradores com cursos especiais, com assistência permanente e, sobretudo, com um trabalho baseado no tripé comprometimento, constância e consciência, a Associação tem alcançado significativas conquistas na humanização da saúde e no voluntariado.

A Associação Viva e Deixe Viver é o exemplo vivo e dinâmico do trabalho voluntário. Oferece cursos, palestras, acompanhamento psicológico e, sobretudo, conscientização do que é esse trabalho de doação, com comprometimento e constância. É muito importante que os projetos voluntários possuam regimentos internos e propostas de trabalho renovadas anualmente, processos de reciclagem e capacitação com um número de horas doadas entre 4 e 6 por semana.

A Associação Viva e Deixe Viver é uma Organização da Sociedade Civil de Interesse Público – OSCIP – que conta com o apoio de voluntários que se dedicam a contar histórias para crianças e adolescentes hospitalizados, visando a transformar a internação hospitalar em um momento mais alegre e agradável, e contribuir para a humanização da saúde, causa da entidade.[79]

Sua missão é promover entretenimento, cultura e informação educacional através do estímulo à leitura e do brincar, visando a transformar a internação hospitalar de crianças e adolescentes em um momento mais alegre e agradável, contribuindo positivamente para o bem estar de seus familiares e equipe multidisciplinar.

O processo de seleção da Associação Viva e Deixe Viver é exemplar. Muitas pessoas se aproximam com entusiasmo, com vontade de ajudar pensando que contar histórias para crianças e adolescentes hospitalizados é quase uma hora do recreio. Porém, durante o preparo para essa atividade elas percebem que estar em um hospital não é tão lindo, e que, apesar do objetivo, a missão é difícil e pede autoavaliação. Grupos que começam com 900 candidatos terminam geralmente com 180 candidatos conscientizados do que farão.

Um exemplo do trabalho dessas equipes é o realizado no Instituto de Infectologia Emílio Ribas (IIER), por 60 voluntários da Associação Viva e Deixe Viver. São três festas por ano denominadas Parque dos Valores, das quais participam 600 crianças, e ao todo 1.200 pessoas. Nessas festas as crianças convidam seus irmãos, seus amigos, esquecem o preconceito, recebem presentes, interagem com os voluntários descobrindo os seus valores, fazem enfeites, bricolagem, além de receber muita informação e muito conhecimento.

Ao nos referirmos ao Hospital Emílio Ribas, é importante resgatar a história e o modelo de solidariedade deixado por seu fundador. Médico dedicado a identificar e erradicar doenças que dizimavam grande parte da população brasileira no final do século XIX, Emílio Ribas não deixou apenas um importante legado para a medicina, mas também para a atuação voluntária. Sua biografia é rica em exemplos, como o fato de se deixar ser picado por insetos infectados com o sangue

---

[79] ASSOCIAÇÃO VIVA E DEIXE VIVER. *Apresentação*. Disponível em: <http://www.vivaedeixeviver.org.br/Apresentacao>. Acesso em: 08 jan. 2015.

A HUMANIZAÇÃO E O UNIVERSO MULTIPROFISSIONAL

de portadores de febre amarela, para provar que a doença era transmitida pelo mosquito, excluindo assim a tese de contágio que vigorava até então.

Avaliando o IIER, considerado um ícone latino-americano no tratamento, pesquisa e ensino de doenças infectocontagiosas, vemos que seu exemplo nunca deixou de ser seguido. Ao lado de um corpo clínico e equipes multidisciplinares bem preparadas, convivem várias expressões de voluntariado. É o movimento dos próprios funcionários, ONGs como o Projeto Carmim e as três capelanias: católica, evangélica e espírita, que se dedicam principalmente à parte emocional dos pacientes e de suas famílias.

A Associação Viva e Deixe Viver faz questão de registrar que deve muito ao IIER. Desde a sua fundação levou entretenimento, cultura e estímulo educacional para as crianças e jovens hospitalizadas na Instituição. Mais do que oferecer o seu tempo e testar a sua capacidade de doação, é o resultado que recebe em troca: lições de amor e profissionalismo. Um hospital escola no qual parte de sua equipe ajuda os voluntários no seu processo de treinamento. Lá, onde a doença às vezes reluta em ser vencida, é fundamental saber transformar momentos de dor em felicidade.

O Instituto de Infectologia Emílio Ribas também nos leva a refletir sobre um fato que sempre esteve ligado à sua imagem: o preconceito. As doenças infectocontagiosas sempre causaram temor à população, desde o tempo em que a instituição foi fundada, em 1880, como Hospital de Isolamento de São Paulo. A febre amarela daqueles dias deu lugar a outras moléstias como a meningite e, mais recentemente, a AIDS. É triste perceber que as crianças que estão em tratamento ainda hoje sejam estigmatizadas. É necessário um trabalho de conscientização e esclarecimento constante junto à sociedade para que a autoestima desses pequenos pacientes jamais seja afetada. É preciso que o medo da morte seja substituído pela valorização da vida.

A Associação Viva e Deixe Viver, volto a dizer, orgulha-se de lutar ao lado de tão dedicados profissionais na construção de um ambiente hospitalar mais humano. É fundamental agir pensando nas pessoas que necessitam deste trabalho na atualidade, mas, como dissemos, também nas gerações futuras que usufruirão dos resultados de um universo permeado de pessoas e atitudes admiráveis. E não é somente o governo o responsável, cumpre-nos dizer, mas a sociedade como um todo, empresas e organizações do terceiro setor, como que envolvidos por uma grande epidemia de solidariedade.

A positividade no ambiente hospitalar é um instrumento fundamental a ser utilizado pelas dependências das organizações hospitalares. Para discorrer sobre esse tema, pudemos contar em um de nossos programas com a experiência do Prof. Ademar Bueno, administrador de empresas, mestre em Ciências da Saúde pela Santa Casa de São Paulo e voluntário do Instituto Vivendo Valores (IVV), um braço da Organização Bhrama Kumaris no Brasil. Na ocasião em que nos honrou com sua presença, deu-nos o seu depoimento sobre os valores da vida.[80]

Importa dizer que o Instituto Brahma Kumaris tem várias atuações no que se refere aos valores humanos. Trabalha com valores humanos nas organizações com foco empresarial e na educação, e desenvolveu um trabalho na Janki Foundation, fundação inglesa também ligada à Brahma Kumaris, com um conteúdo muito interessante para a saúde. Especialistas, médicos, psicólogos e psiquiatras desenvolveram uma série de módulos temáticos ligados à questão dos valores humanos, e no Brasil o IVV criou o VAS – Valores na Assistência à Saúde.

O VAS, segundo a lição do Prof. Ademar Bueno, compreende sete módulos: valores humanos de um modo geral, paz, positividade, compaixão, cooperação, autovalorização e espiritualidade na assistência da saúde. Nós falamos de responsabilidade social e esta é uma questão de valores humanos, porque são eles que representam praticamente tudo. Valores são o que nos sustentam, o que nós fazemos ou dizemos em nossa vida e no nosso trabalho, conforme a importante e lúcida opinião do professor Ademar Bueno.

---

[80] VIVA HUMANIZAÇÃO. *Espiritualidade:* vivendo valores na saúde. Palestrante: Ademar Bueno. Vídeo (01:00:16s). Disponível em: <https://www.youtube.com/watch?v=R18eYKKFq-k>. Acesso em: 09 jan. 2015.

A HUMANIZAÇÃO E O UNIVERSO MULTIPROFISSIONAL

Ainda no diapasão do Prof. Ademar Bueno, educação é quando temos a informação com base em experiências, quando se desenvolvem habilidades com base em valores, quando se consegue, enfim, desenvolver certas práticas a partir de informações, porém, desenvolvendo princípios. Quando tentamos trabalhar valores, afirma o Prof. Ademar Bueno, não queremos ensinar, queremos resgatar os sete valores que todos temos dentro de nós.

No caso da saúde, em alguns momentos é o resgate e a oportunidade de exercitar esses valores, reencontrando essa essência não raro escondida em nosso subconsciente, o que, de fato, importa. Valores são uma referência interna, têm o potencial de dar significado às nossas vidas e à maneira como a conduzimos. Quando perdemos de vista esses valores humanos, ensina-nos o Prof. Ademar Bueno, o que fazemos, o que sentimos e o que somos passa também a perder seu justo sentido.

Em consonância com a voz de tantos outros debatedores que nos deram a honra de sua presença no programa de humanização, o Prof. Ademar Bueno ressaltou a precocidade da escolha da carreira profissional, acompanhada sempre de uma preocupação muito forte de que seja preciso se "dar bem na vida". A entrada na faculdade é acompanhada de sonhos e idealizações, contudo, testemunhos de desânimo com a realidade do curso são frequentes.

O Prof. Ademar Bueno empresta-nos uma lição impagável e sobremaneira valiosa, ao afirmar que "os valores são como a raiz de uma flor que lhe dá sustentação e que a alimenta. Quanto mais forte ela for, melhor será a vida humana. Assim são os valores internos e pessoais".

A escola Brahma Kumaris, de onde surgiu o Instituto Vivendo Valores, trabalha com cursos de meditação e de auto resgate de valores. Quando conseguimos nos observar, ensina o Prof. Ademar Bueno, perguntando como desempenhar bem o nosso papel, já que somos os atores da história, descobrimo-nos por inteiro. E assiste inteira razão o nosso convidado quando afirma que cada um de nós, por uma questão de personalidade, caráter, vida ou ambiente de trabalho, em alguns momentos tem um valor ou outro mais desenvolvido, mais facilmente perceptível, mais trabalhável.

A positividade é um deles. Não dá para trabalhar com responsabilidade social se não se tiver a positividade muito desenvolvida, ou ser voluntário porque a adversidade e a dificuldade fazem parte do caminho. A questão é como encarar isso. E se não se tiver o sentido da positividade logo no início, certamente estaremos diante de uma batalha perdida.

Quando olhamos para alguém vemos a cor da roupa, o cargo, a posição se é chefe, médico, administrador, ou outro cargo, mas isso é apenas a ponta do iceberg. Esse ponto de vista está em consonância com o que dissemos em outras ocasiões quando nos reportamos inclusive ao aspecto do preconceito. Que ao não acolher também exclui, apresentando-se como um dos mais baixos valores humanos a que possamos certificar. No entanto, quando assim agimos, não conseguimos enxergar o que há por baixo de toda essa "vestimenta".

Medos, ideais e principalmente valores precisam ser conhecidos para que se tenha alcance de quem é, de fato, a pessoa diante de nós. Importa-nos trabalhar com a essência do ser humano. A ideia de trabalhar nos módulos do VAS, segundo o Prof. Ademar Bueno, é mergulhar nessa base. Falamos sobre isso à exaustão enquanto falamos de acolhimento, de atenção, de conhecer o contexto que forma o ser humano usuário que está diante do profissional.

Ter uma atitude positiva traduz-se em poder transformarmos uma situação de dificuldade em oportunidade. Se agirmos diferente, a tendência é que se transforme em um problema muito maior, e em se tratando do paciente, podemos perdê-lo de vista para sempre, indo com ele a doença que haverá de transformar-se em um problema muito maior. Isso seria o resultado mais negativo que um profissional de saúde poderia proporcionar ao usuário e ao sistema de saúde como um todo.

Para transformar problemas em oportunidades, lembre-se: apenas lançando mão do recurso da positividade. Isso é um fato e como tal deve ser considerado, afinal, diversos são os testemunhos sociais nesse sentido. E isso deve ser conduzido para dentro das instalações hospitalares como um todo, alcançando pacientes mas também a profissionais mediante reciclagem de conhecimento e integração, pois somente atitudes que

A HUMANIZAÇÃO E O UNIVERSO MULTIPROFISSIONAL

visem e encontrem na humanização a sua verdadeira essência podem fazer valer a sua razão de existir, proporcionando um desdobramento sem fim, que se estenderá por toda a malha social.

Sobre a questão de um ambiente positivo, que apresente qualidade na apresentação e no tratamento com profissionais de outras áreas que não especificamente a da saúde, contamos também em um dos programas da parceria Conexão Médica e Associação Viva e Deixe Viver com a honrosa participação do economista Edson Gomes dos Santos, presidente do Grupo Vita e membro da *American Hospital Association*, da *American Society for Hospital Engineering* e da *American Society for Health Care Marketing and Public Relations*. O tema do debate foi o da "Terceirização com qualidade na saúde".[81]

Suas experiências de pronto demonstraram o mesmo tom que se procura proporcionar mediante a implantação da Política Nacional de Humanização da Saúde. Em um de seus testemunhos, quando da ocasião em que se tornou o administrador de um hospital, depois de anos à frente de redes hoteleiras, afirma o economista Edson Gomes que ficou um pouco aturdido quando percebeu a proximidade entre rede hoteleiras e redes hospitalares, ao mesmo tempo em que se apresentava um abismo quando se tratava da aplicação de seus propósitos.

Sabe-se bem que em um hospital a humanização é uma atitude de recepção e condução que, se espera, seja dada aos seus "hóspedes", afinal estes ali se encontram em condições de fragilidade, para tratar de um aspecto de suas vidas que se apresenta em desalinho ao natural. Não é o que se encontra em sua grande maioria, sem demérito aos profissionais que tentam o impossível para melhor receber e tratar de seus pacientes.

As redes hoteleiras, a seu turno, primam por pensar essencialmente no bem estar de seus hóspedes, imprimindo humanização em tudo o que fazem e oferecem a seus clientes, para que se sintam como que em

---

[81] VIVA HUMANIZAÇÃO. *Terceirização com qualidade na Saúde*. Palestrante: Edson Gomes dos Santos. Vídeo (01:01:00s). Disponível em: <https://www.youtube.com/watch?v=1kUwDu29HuM>. Acesso em: 09 jan. 2015.

suas próprias casas. A comida, as acomodações, os serviços, os empregados, tudo colocado à disposição do usuário do hotel, para que ele se preocupe apenas com os fatos que o levaram a se acomodar naquele local, naquela cidade.

O que o economista Edson Gomes encontrou em sua experiência foi um hospital onde as acomodações eram pouco agradáveis visualmente, a comida ruim, os banheiros apresentando mal funcionamento, isso apenas para falar das condições oferecidas aos pacientes, o que lhe despertou a imediata atitude gerencial em humanizar sem preocupação com custos, pensando apenas em oferecer as melhores condições para o paciente.

Segundo ele, tratava-se de uma entidade decadente, deficitária e que por isso mesmo sentiu que o ponto de partida seria oferecer um arranque de tecnologia, inclusive. Resultado: o processo de humanização foi um sucesso. A comida, segundo suas convicções de gerência que visa a oferecer serviço de qualidade, deveria ser decente, o quarto deveria ser agradável e a enfermagem treinada, chamando os pacientes pelo nome. Houve um aumento significativo na procura pela organização hospitalar, também no que concerne aos lucros que passou a ter.

Pergunto: alguma semelhança com o discurso que imprimimos até o presente momento? Alguma semelhança com as diretrizes de acolhimento, ambiência, enfim, com a Política Nacional de Humanização Hospitalar? Toda a semelhança, pois são atitudes com alta carga de humanização.

Alguns anos mais tarde, como Diretor Geral do Hospital Samaritano, ajudou a instituição a crescer. Tempos depois, criou o Projeto Vita, que visa ao atendimento de hotelaria nos hospitais mantendo operações humanizadas. Também foi seu o pioneirismo na criação da ouvidoria para os pacientes, assim como pela criação do SAC, que é um serviço de atendimento ao cliente, ao paciente e aos profissionais de saúde.

Na sua concepção, o profissional da saúde deve se preocupar apenas com seus pacientes e com os procedimentos a que esteja qualificado a realizar, tendo todo o tempo para desempenhar sua missão.

A HUMANIZAÇÃO E O UNIVERSO MULTIPROFISSIONAL

Segundo o economista Edson Gomes, no que concerne à terceirização, ela acontece naturalmente quando é melhor do que o serviço que já existe, mais eficiente e mais barata. Sabe-se atualmente que muitos são os serviços terceirizados. Exemplo disso é a segurança, o estacionamento, a limpeza, entre outros, porém, é preciso que se diga que a supervisão é do hospital. A responsabilidade final é sempre do hospital.

Outro exemplo que ele nos traz de terceirização diz respeito à nutrição. A nutrição se divide em duas, como é de conhecimento de todos, a destinada aos pacientes, supervisionada com maior rigor pelos nutricionistas, e a normal, para os acompanhantes e para os funcionários, também supervisionadas por aqueles profissionais. O atendimento deve ser o melhor possível, sem que se tenha a necessidade de se dar a conhecer que o serviço seja terceirizado. Para o paciente, o que importa é sentir-se bem, devidamente acolhido e respeitado.

Quando se fala em terceirização, compreende-se que até mesmo a área médica possa sê-lo. Assim ocorreu em tempos passados quando hospitais com dificuldade para investimento ou com o objetivo de renovar a sua parte tecnológica tomaram a iniciativa em dividir o risco e o faturamento com os médicos. Outra maneira pela qual se buscou terceirizar serviços foi sob a forma de concessão, que compreende a cessão pelo hospital de uma área para que um terceiro opere determinado negócio, desde que alinhado à missão, à visão e aos valores da instituição.

A regra básica para os serviços terceirizados, segundo a lição do economista Edson Gomes, é a transparência nas atividades. O médico precisa estar seguro que ao realizar um procedimento o seu paciente terá a mesma atenção em qualquer setor do hospital, seja na UTI, no quarto ou na enfermaria, inclusive que o pós-operatório ocorra dentro das expectativas.

Um hospital é também uma empresa que pode visar a lucros e estender seus serviços por meio de terceirização de qualidade. Por que não? Tome-se o mercado americano, por exemplo, onde há várias empresas especializadas no setor. O Brasil, que se apresenta como o segundo mercado de saúde privada do mundo precisa, segundo Edson Gomes, oferecer uma qualidade cada vez maior em termos empresariais e de serviços.

Sob esse aspecto, em uníssono ao lúcido discurso do economista em favor de uma mudança de gestão que vise sobretudo à humanização, ofertada mediante qualificação profissional, tecnologia, valorização profissional e ambiência, também concordou o advogado Flávio José de Souza Brando, fundador da Medilar Internações Domiciliares, que partilhou a mesa de debates naquela ocasião em que os recebemos no programa para tratarmos de terceirização de qualidade na saúde.

Segundo o advogado Flávio José de Souza Brando, em certa ocasião, no Canadá, acompanhando a esposa em um congresso médico, perguntou se "os participantes da mesa já haviam mensurado os serviços médicos em termos econômicos". Depois da surpresa dos palestrantes, ele explicou que era preciso conhecer o assunto para que a sociedade e os pagadores, sejam públicos ou privados, aprendessem que humanizar também se insere na prática médica enquanto se levantam dados estatísticos e se produz estudos.

Humanizar é bom e tem um valor econômico, isto deve ser ponderado e quantificado, diz o advogado. O que é necessário fazer é, segundo ele, buscar junto às empresas seguradoras o apoio para remunerar os profissionais da emoção e da humanização, sejam de ONGs ou não, afinal, os números tanto quanto os resultados de melhoria dos pacientes certificam que este é um ótimo investimento. Não se pode acreditar que ser empresário, visando a lucros e ao mesmo tempo ser humano sejam atitudes dissonantes e contraditórias. Os exemplos no mundo empresarial são inúmeros.

O sucesso de acolhimento por parte dos profissionais, obtendo a adesão dos pacientes ao tratamento se dá enquanto há um universo multiprofissional que ofereça serviços de qualidade ao paciente. Trata-se de um fato que não pode ser desconsiderado, até mesmo por sua obviedade. Contudo, nem sempre levada em conta por gestores e profissionais que insistem em permanecer em um patamar cômodo.

Para que se alcance esse desiderato é preciso que se mantenha vivo o incentivo profissional. A participação entre as equipes multidisciplinares é fundamental, no entanto precisa ser avaliada constantemente, reciclada, participando sempre em conjunto nas tomadas de decisões terapêuticas.

A HUMANIZAÇÃO E O UNIVERSO MULTIPROFISSIONAL

Brinquedotecas, entre outras iniciativas, por exemplo, são extremamente necessárias no auxílio para que o médico alcance o nível de atenção da qual tanto precisa e espera receber o paciente. O trabalho de equipe formada por diversos profissionais faz toda a diferença, incluindo aí os terceirizados e voluntários. Volta-se o olhar para uma saúde vista em sua integralidade, em seu universo real, em que emoção e razão andam de mãos dadas. Trata-se de resgatar a autoestima de um usuário que está em condição frágil devido ao desequilíbrio de sua saúde.

A exemplo do que ocorrera com o Dr. Edson Gomes, quando encontrou o hospital onde foi trabalhar em péssimas condições revertendo o quadro para uma instituição acolhedora e lucrativa, trazemos à colação o testemunho da Dra. Ana Maria A. T. Chaddad, do Hospital Candido Fontoura, situado na Mooca em São Paulo, uma das entrevistadas pelo programa patrocinado pela parceria Conexão Médica e Associação Viva e Deixe Viver.

Ela nos conta que assumiu a direção do hospital em julho de 2003, instituição essa que havia sido uma conquista da própria comunidade que o solicitou, tendo um perfil assistencial para mães e crianças, inclusive com parteiras que iam às casas das pessoas. Com o tempo, afirma a Dra. Chaddad, seu perfil foi mudando, estendendo o atendimento aos bairros vizinhos. Foi crescendo na medida da necessidade da população, montando as UTIs pediátrica e neonatal, além de um berçário externo.

Quando a Dra. Ana Maria Chaddad assumiu a direção do Hospital Candido Fontoura havia a necessidade de uma adequação do espaço físico a sua estrutura e instalações, a rede elétrica e de gás estavam velhas e obsoletas, e havia também a necessidade de investimento em equipamentos. Foi em conjunto com todo o corpo diretivo e toda a equipe do Hospital que as mudanças começaram a acontecer. Um esforço que partiu de dentro do Hospital.

Uma das características da boa gestão sobrepõe aos esforços conjuntos das equipes do hospital – mas encontra também na participação da comunidade do entorno –, o incentivo e o esteio para dar continuidade ao aprimoramento dos projetos de atendimento. A boa gestão combate sobretudo os desvios e mal uso de recursos, além de atender às necessidades das minorias. As vozes das pessoas, mais vulneráveis na sociedade, passam a ser ouvidas no processo de tomada de decisão governamental.

Segundo a Dra. Ana Maria Chaddad, "o envolvimento das pessoas deve contemplar a possibilidade de participação direta ou indireta, através das instituições ou representantes legítimos", concluindo que tal "participação implica na existência da liberdade de expressão, liberdade de associação de um lado e uma sociedade civil organizada de outro lado".

O Hospital está tão bem preparado que a Dra. Ana Maria Chaddad declara que a melhor maneira que encontra para expressar o que pensa a respeito da instituição é que se "tivesse filhos nessa idade, com certeza os levaria para serem atendidos" no Candido Fontoura, afinal, encontram-se administrativamente bem ajustados, disponibilizando um "corpo clínico absolutamente responsável e tecnicamente apto".

Além da Ouvidoria, o Hospital desenvolveu o Conte Comigo, conforme ressaltamos ainda nas primeiras páginas do presente estudo, uma espécie de "serviço de acolhimento" ao paciente e familiar. Este serviço não só fornece informações aos pacientes, como também faz "companhia" quando necessário. Apesar da eficiência dos serviços do Hospital, é normal existir demora, e é aí que entra em cena o profissional jovem acolhedor, a fim de realizar brincadeiras ao lado da criança.

Quando chegou ao hospital já encontrou as voluntárias, e hoje pode afirmar com toda certeza que o voluntariado é um grande parceiro nesse trabalho diário em humanizar o atendimento. Com todas as mudanças dentro do Hospital, ela certifica a existência de uma equipe inteira de profissionais alcançando o objetivo da humanização em todos os setores. A Dra. Ana testemunha ainda que desde 2004 conta com a parceria da Associação Viva e Deixe Viver com seus contadores de história. "Isso humaniza, relaxa", afirma a Dra. Ana Chaddad.

Por toda essa transparência quanto aos objetivos que pretende alcançar e por estes guiarem os rumos da instituição, a Dra. Ana Chaddad afirma que também essa clareza é impressa na administração das verbas públicas. As compras são feitas mediante pregão onde se publica um

A HUMANIZAÇÃO E O UNIVERSO MULTIPROFISSIONAL

edital com todo o descritivo do que seja preciso adquirir e de como irá pagar. As empresas, por sua vez, comparecem ao Hospital em data e hora marcadas, e é realizado o pregão.

Tudo é inserido numa tela para que a Secretaria de Saúde e a Casa Civil tenham conhecimento, obedecendo sempre um valor de mercado, já estabelecido ou usado por outra casa. "Mesmo os serviços mais caros como segurança e nutrição são comprados via pregão", segundo o testemunho de sua experiência, "obedecendo a um preço do caderno técnico da Casa Civil". "Isso é uma transparência que o Governo do Estado proporcionou e que dá tranquilidade para o gestor, porque você se sente seguro ao comprar", afirma a Dra. Ana Chaddad.

Um aspecto importante nesse contexto de transparência é a sujeição à auditoria do Estado, além de uma auditoria quase que diária feita pelas comissões internas do Candido Fontoura: comissão de prontuário, de ética médica, de mães participantes, entre outras comissões. Todas essas comissões coexistem no sentido de tornar o trabalho do hospital o mais transparente possível.

O Hospital Candido Fontoura mantém parcerias, por exemplo, com a Secretaria da Educação, para que a professora acompanhe as crianças, caso sejam internadas. Toda criança em idade escolar recebe esse acompanhamento, sem exceção. Também conta com o serviço de brinquedoteca, disponibilizando brinquedos às crianças que não podem se locomover e por isso os recebem no leito.

Outro caso em que o Hospital conta com profissionais de diversas áreas para a consecução da humanização da organização vem da parceria com as Secretarias de Educação e de Cultura, que disponibilizam uma profissional pedagoga e uma bibliotecária para realizar o projeto Leia Comigo, distribuindo revistas e livros para os pacientes e seus acompanhantes. Atualmente o Hospital conta também com classe escolar nos períodos matutino e vespertino.

Esse projeto em específico funciona da seguinte maneira: se a professora do Hospital observa que a criança precisa de mais tarefas, ela entra em contato com a professora da escola para que sejam disponibilizados mais exercícios. O resultado se mostra tão benéfico que não é raro ouvir das crianças que preferem ficar no hospital, tão agradável é o acolhimento e atenção que recebem.

É preciso entender que a humanização é um processo que começa de dentro para fora, e por isso mesmo é fundamental conscientizar o indivíduo de que humanizar é uma atitude que deve partir de cada um. De nada adianta um ambiente acolhedor e agradável se o trabalhador não estiver preparado para dar a continuidade humana que é todo o diferencial nesse processo.

Essa foi a consciência que norteou o avanço do Hospital Candido Fontoura em direção às diretrizes da Política Nacional de Humanização. A mudança iniciou-se no quadro interno da instituição, alcançando terceirizados e voluntários, conscientizando a cada um desses trabalhadores quanto a sua importância para a implantação do projeto de humanização.

Cumpre dizer ao final, parabenizando o trabalho de toda a equipe do Candido Fontoura, e atribuindo à instituição um modelo a ser seguido, ainda que longe da perfeição pela extensão do trabalho demandando sobretudo consciência humana, que todas essas transformações só foram possíveis pela mudança de paradigma da administração, tanto quanto pela consciência de cada funcionário que faz parte da equipe do Hospital.

Tomando de empréstimo a lição Prof. Dr. Evandro Roberto Baldacci, médico pediatra que nos deu a honra de sua participação nos debates promovidos pelo programa de humanização, patrocinado pela Conexão Médica em parceria com a Associação Viva e Deixe Viver, na ocasião exercendo a livre docência do Departamento de Pediatria da Universidade de São Paulo, o trabalho em equipe multiprofissional e interdisciplinar é fundamental para a execução da humanização.[82]

---

[82] VIVA HUMANIZAÇÃO. *Integralidade da atenção à Saúde*: o usuário como ser total. Palestrantes: Dr. Evandro Roberto Baldacci; Sonia Ligieri. Vídeo (00:59:56s). Disponível em: <https://www.youtube.com/watch?v=1BWiJ88kuPM>. Acesso em: 09 jan. 2015.

A HUMANIZAÇÃO E O UNIVERSO MULTIPROFISSIONAL

Como ele bem afirma, "não existe humanização enquanto os profissionais de saúde não se tratarem como seres humanos, enquanto o médico achar que sabe tudo e que a enfermeira não tem nada com isso". Ainda pela lição do Dr. Evandro Baldacci, mesmo que haja uma diferença cultural entre os trabalhadores e as equipes, é preciso uma coexistência de princípios que norteiem a todos os profissionais, desde o ponto mais alto da administração em saúde até o médico, passando pela enfermeira, pela auxiliar de enfermagem ou quem estiver atuando diretamente com o paciente.

Para a Dra. Sônia Liggieri, que dividiu a mesa de debates no programa em que esteve presente o Prof. Dr. Evandro Roberto Baldacci, psicóloga especialista na área de estresse e psicossomática, assim como em economia na saúde, a saúde é uma ciência e não é de responsabilidade exclusiva do médico. "O médico não é mais o dono da verdade, não é a sua caneta que define o bem e o mal", explica a Dra. Sônia Liggieri. É preciso, segundo a especialista, "olhar a saúde de forma integrada, entender as novas doenças e as novas condutas, não formar médicos segmentados, mas sim, pessoas".

Encontramos total concordância com suas palavras quando sentencia que "para humanizar a saúde é preciso chamar todos às suas responsabilidades". Em especial quando afirma que "cabe ao governo quebrar os feudos e resgatar o médico de família, profissional que consegue entender o todo, a saúde e os valores da comunidade". Entendemos sua voz estar uníssona aos profissionais anteriormente citamos em defesa da reestruturação das instituições, enquanto afirma que "as empresas devem cuidar cada vez mais do seu bem estar, conhecer e evitar determinadas doenças".

Segundo sua lição, a Dra. Sônia Liggieri alerta que é preciso extirpar a cultura da doença em favor da que preconiza a saúde. "O que vemos hoje ainda é um preconceito de uma cultura de doença, quando deveria prevalecer a saúde", diz ela. Dessa forma se eliminaria uma enorme quantidade de exames realizados desnecessariamente. A palavra de ordem, afirma, é que vivemos em um mundo "onde aprendemos tudo sobre o rim, mas não sabemos quanto custa mantê-lo saudável. A questão passa pela palavra economia, fazer lucro com a saúde e não com a doença".

Contudo, todas estas iniciativas de nada valeriam se não lhes fosse acrescentado o teor humanístico a cada uma de suas fases. É exatamente este o fator transformador nas empresas, tanto quanto deva iniciar nos lares, na vizinhança, na cidade e na sociedade como um todo. É o diferencial que imprime justeza, legitimidade e exatidão à razão de existência nas prestações de serviço, que dirá aos que concernem ao sistema de saúde.

Por ocasião da palestra "Humanização da Gestão de Pessoas", ministrada por Patch Adams em São Paulo, em maio de 2014, todas estas questões foram debatidas e suas ideias desenvolvidas em workshop com os participantes. Segundo a opinião do palestrante, médico por formação, mencionada pela renomada revista DOC – Gestão em Saúde, há um engano quando as pessoas atribuem ao dinheiro o valor de riqueza.[83]

O médico-palestrante, conhecido mundialmente por ensinar os caminhos e benefícios da gestão hospitalar humanizada, defende a humanização ainda nas faculdades, afinal, a formação profissional se apresenta como a mais profícua base para a conscientização humanística dos futuros trabalhadores da saúde. Ademais, são eles que, conscientizados, estão à frente das organizações hospitalares, sendo, portanto, os legítimos personagens capazes de modificar paradigmas, há muito enraizados culturalmente.

---

[83] NOVAIS, Thaís. "Patch Adams: Levando cor para um mundo preto-e-branco". *DOC – Gestão em Saúde*. São Paulo, Ano 6. n 34. Julho e agosto de 2014, pp. 69-71.

6

COMUNICAÇÃO E HUMANIZAÇÃO

Chegamos até aqui e já se tornou perceptível a necessidade da comunicação como instrumento fundamental para a solidez da implantação da Política Nacional de Humanização da Saúde. Não apenas ela, é claro, pois diretrizes e dispositivos se mostram, cada qual a seu modo, responsáveis pela consecução desse objetivo. No entanto, também eles carregam consigo uma carga de comunicação que torna possível o seu objetivo nesse universo, hoje bastante confuso, em especial pela ausência do ato de bem comunicar.

Por meio da comunicação os profissionais poderão melhor discutir projetos terapêuticos entre as especialidades, também a cogestão se abre a ouvir aos setores profissionais e aos usuários para que haja uma administração eficiente, o acolhimento ocorrerá mediante a atenção verbal que demonstre solidariedade com a situação que o paciente esteja vivenciando, a adesão ao tratamento se torna eficaz, enfim, por ela a rede do sistema de saúde passa a ter uma transparência nas informações que acaba por incentivar o profissional e produzir saúde a todos os personagens envolvidos.

Em um de nossos programas patrocinados pela Conexão Médica e Associação Viva e Deixe Viver tivemos a grata satisfação em receber a profissional publicitária Maria Luiza de Jesus Crociquia, também professora de Relações Públicas e Publicidade e Propaganda na Faculdade de Comunicação e Marketing da Fundação Armando Álvares Penteado. O tema de seu debate foi sobre a "Comunicação na resolução dos problemas de saúde".[84]

Para que o termo comunicação fosse contextualizado à área da saúde, a professora Maria Luíza procurou tratá-la pelo ponto de vista da comunicação humana e não tecnológica. Ela fala, portanto, sobre o ato de comunicar, e como tal busca conceituar o ato de comunicar como um ato de troca, propriamente dito. É uma troca de sentimentos, de ideias, de informação, como ficou expresso em todas as fases que expusemos até o presente momento, afinal, por exemplo, os sentimentos valem para o paciente, mas também para o funcionário que trabalhe na equipe.

Como canal de comunicação de ideias e de informação, a comunicação se mostra um instrumento por excelência para que os projetos tenham o andamento esperado e para que haja perfeita fluidez das observações de todos os atores em todos os setores. Dito isso, é também um confronto de ideias, como a professora bem observa, inclusive ressaltando que é um confronto no sentido de crescimento para todos os envolvidos, essencialmente para o bem desenvolver dos objetivos da organização.

Comunicar, explica-nos a professora Maria Luiza Crociquia, é assimilar a consciência de que deve haver uma empatia durante todo o processo de produção de saúde, afinal, é preciso assimilar a consciência do paciente, do trabalhador, das necessidades, enfim. É proporcionar a criação e o desenvolvimento de atitudes como desejo e afeto sobre uma plataforma comum a todos.

A comunicação é intrínseca ao ser humano, e, sendo este sociável por natureza, se vale da comunicação para melhor conviver nesse espaço que o cerca. A interação é fundamental para o ser humano,

---

[84] VIVA HUMANIZAÇÃO. *A Comunicação na resolução dos problemas da saúde.* Palestrante: Maria Luiza de Jesus Crociquia. Vídeo (1:00:48s). Disponível em: <https://www.youtube.com/watch?v=MyLCqYeLdEk>. Acesso em 12 jan. 2015.

COMUNICAÇÃO E HUMANIZAÇÃO

sendo altamente prejudicial se dela venha a abrir mão, isolando-se. Importa dizer que o isolamento pode se manifestar também quando o profissional se recuse a interagir em seu ambiente de trabalho, seja por timidez, seja por acreditar-se superior aos demais.

O conhecimento, a formação profissional, diga-se de passagem, é feita mediante a comunicação. Eles não existem para que sejam guardados como propriedade exclusiva de umas poucas pessoas. E, cumpre dizer, o conhecimento não é um campo limitado de saber a ponto de excluir a possibilidade de que alguém menos preparado não possa acrescentar-lhe uma observação valiosa.

A tecnologia abriu a comunicação de forma surpreendente. E não estamos tratando especialmente da existente em nosso tempo. Gutemberg, ao inventar a prensa, possibilitou a expansão do conhecimento mediante o fabrico de livros e isso representou uma tecnologia bastante avançada e eficiente. Atualmente, com o advento da internet e dos satélites, a comunicação se tornou algo rápido, com grande quantidade de acesso a todo o tipo de informação e conhecimento, contudo, também proporcionou que pessoas deixassem de ter um contato pessoal mais próximo, do tipo de parar para ouvir e conversar umas com as outras, a exemplo do que faziam os antigos médicos de família, hoje resgatados inclusive pelo reconhecimento da eficácia de sua comunicação.

Ao falarmos aqui sobre o médico de família aproveitamos para resgatar um aspecto que tem sido ressaltado ao longo destas linhas. Trata-se de termos consciência de que atos eficazes do passado devem ser reconhecidos e precisam ser resgatados, quando não apenas mantidos, ou até mesmo aprimorados. Aquilo que se mostra eficiente e eficaz tem seu mérito e merece todo o acolhimento no rol das informações que pretendem renovar paradigmas dentro do sistema de saúde, através da implantação da Política Nacional de Humanização.

Por que falamos disso? Também porque a professora Maria Luíza Crociquia resgata um ponto importante, em total consonância com o discurso de todos os debatedores em nossos programas e nos congressos de humanização, que é aquele que passa pelo papel do educador no

205

processo de formação do futuro profissional de saúde. Ela, de forma muito feliz, ressalta que "a educação começa na casa das pessoas".

A humanização também começa na casa das pessoas, assim como arrogância e preconceito. Isso é um fato e precisa ser encarado de forma responsável para que haja a construção de um mundo melhor. O profissional de saúde precisa se conscientizar disso, tornando-se um instrumento de transformação dentro de sua própria família, na sociedade e na organização em que exerça seu ofício, humano por natureza.

Desde os primeiros bancos escolares, aos professores e educadores em geral cabe a responsabilidade em mostrar que a troca é essencial para o desenvolvimento das pessoas e que, efetivamente, todas as pessoas são importantes dentro desse desenvolvimento, alcançando de forma mais ampla possível a todos os que tenham contato com a informação que agrega, que faz pensar, que transforma, que, enfim, educa. É parte da função do educador mostrar a importância da interdisciplinaridade, do convívio e da troca, lembra-nos a professora Maria Luíza Crociquia.

Voltando nossa atenção às particularidades do dia a dia do profissional no sistema de saúde, sabe-se bem, e aqui isso ficou bastante claro, quase não há tempo para que o atendimento alcance o objetivo de produzir saúde, de forma qualitativa. Em seu lugar, pratica-se a política dos exames laboratoriais e dos medicamentos, em detrimento de se ouvir o paciente, o que poderia apontar caminhos mais eficientes e humanos. Contudo, a professora Maria Luiza Crociquia lembra-nos que isso nem sempre é uma questão de tempo, mas de treinamento do profissional para que aprenda uma linguagem que leve as pessoas a o compreender melhor.

Sua lição conclui-se em um fato inquestionável. Pode-se levar mais tempo em um primeiro momento, tanto para que gerações de profissionais se transformem como para a prática desse tipo de atendimento, porém, um tempo depois, há que se mostrar em forma de benefícios inestimáveis. A boa compreensão por parte do paciente permite, inclusive, uma melhora mais rápida, mais eficaz. Se, por exemplo, bem orientado quanto às questões preventivas, pode diminuir os custos substanciais para o sistema de saúde.

COMUNICAÇÃO E HUMANIZAÇÃO

Ser um bom profissional, sobretudo da área médica, é permitir-se transitar pela plataforma da comunicação. É falar quando se tenha dúvida ou algo a dizer, é ouvir para que haja acolhimento e atenção, e isso tudo começa no interior de cada indivíduo. É preciso abrir-se a essa possibilidade. Esse desenvolvimento interior faz com que exista um melhor desenvolvimento social, porque começamos a sentir uma maior empatia, conclui a professora Maria Luíza Crociquia e, ato contínuo, sentencia: comunicação é interação.

Por essas aberturas surgem características como o respeito que se estende não apenas aos pacientes, mas às equipes e a si próprio como profissional, como ser humano. Isso é proporcionado pelo conhecimento que se abre à empatia. O que é empatia senão o que bem conceitua o dicionarista Antônio Houaiss, ao afirmar que é a "capacidade de se identificar com outra pessoa, de sentir o que ela sente, de querer o que ela quer, de apreender do modo como ela apreende".[85]

A comunicação dentro do hospital influencia em muito na recuperação do paciente, como bem coloca a Profa. Maria Luiza Crociquia. Deve haver uma interação entre todos os membros da equipe, extensiva a todos os funcionários da organização que trabalhem em áreas administrativas. Isso deve ser levado em consideração, afinal, dependendo do paciente, este poderá encontrar facilidade em comunicar-se mais com um funcionário que trate da limpeza do ambiente do que propriamente com um enfermeiro, que é a pessoa com quem o paciente passa mais tempo.

Não que um médico terá que se reportar ao funcionário da limpeza para ter certeza do que seja melhor, mas, por exemplo, as ocasiões de reunião dos conselhos internos se mostram como oportunidades singulares para que todos ouçam a todos, e aí pode se levantar esse funcionário e dar o testemunho do que ouvira de determinado paciente, surpreendendo a toda a equipe que desconhecia tal informação.

---

[85] HOUAISS, Antônio; VILLAR, Mauro de Salles. "Empatia". *Dicionário Houaiss da Língua Portuguesa*. Rio de Janeiro: Editora Objetiva, 2009, p. 740.

A comunicação entre os profissionais da equipe faz toda a diferença enquanto uns passem mais tempo com o paciente do que outros, propriamente. Alguns destes podem estar mais preparados e terem maior facilidade em comunicar-se do que outros. É fundamental, sobretudo, que haja a capacidade de se despir de qualquer sentimento de hierarquia para que a comunicação possa fluir naturalmente, inclusive porque, se isso acontecer, a relação profissional dentro do ambiente de trabalho se torna prazerosa, proporcionando a qualquer funcionário a satisfação em exercer suas funções.

Também a maneira como a comunicação se estrutura é um fator a ser considerado. Dissemos em diversas ocasiões que conhecer o paciente, seu contexto social, sua cultura e seus familiares, é um recurso que ajudará em muito no reconhecimento do que dizer e em que momento. Há pacientes que preferem saber de seu estado de forma clara e direta, outros não. Portanto, trata-se de reconhecer o estado emocional da pessoa e de seu familiar para que haja uma comunicação que demonstre respeito, consideração e humanização, sobretudo.

Por isso é importante respeitar os momentos e as necessidades das pessoas, porque de repente a necessidade dela naquele momento não é ter uma informação precisa, lembra-nos a Profa. Maria Luiza Crociquia. É preciso ter a percepção treinada para reconhecer esses momentos, detectando a necessidade que está a sua frente. A sensibilidade do emissor é que irá detectar essa necessidade; entra aí também o fator empatia, o conseguir captar o outro ser humano, o colocar-se em seu lugar. Fazer medicina também é isso.

A forma como essa comunicação é feita também fala muito sobre a maneira como o profissional conduz seu trabalho. Não se trata de dizer o que tenha que ser dito e ponto final. Isto certamente deve ser feito, no entanto há maneiras e maneiras de se dizer o que precisa ser comunicado. São humanos tratando de humanos. Inclusive, é bom lembrar que a maneira como algo é dito pode ser interpretado de diversas formas, traduzindo reações positivas ou negativas. E, como todos sabem, ao se estar diante de um indivíduo já fragilizado, é preciso sensibilidade para se comunicar com ele.

Importa "nos colocarmos no lugar do outro", é o que afirma Rogério Miola, professor de Marketing e Comunicação Dirigida na Fundação Armando Álvares Penteado, com mestrado na área de marketing na saúde, um dos convidados de nosso programa para falar sobre Endomarketing como ferramenta de transformação. E no mesmo tom conclui ao dizer ser "importante verificarmos e entendermos as dificuldades que o outro possui".[86]

Das inúmeras vezes que afirmamos sobre como a comunicação pode fazer uma grande diferença no instante do atendimento ao paciente, Rogério Miola corrobora a tudo o que dissemos quando conclui que é à medida em que escutamos ao outro e o conhecemos que podemos, de fato, contribuir para que a mudança venha a acontecer.

Independentemente da maneira identificada a se empregar determinadas informações, elas deverão sempre estar impressas de confiança, franqueza, veracidade, clareza, transparência e respeito. É pensar antes de falar, olhar no olho do outro, como bem ressalta a lição da Profa. Maria Luiza Crociquia. Não se trata simplesmente de dizer o que tem de ser dito.

Outro aspecto que ela nos lembra é que quando falamos de comunicação, especificamente na área da saúde, é preciso reconhecer que há universos distintos funcionando e transitando dentro desse conjunto, quais sejam os profissionais de saúde, os da saúde, além dos pacientes e familiares.

Quanto a esta diferenciação entre profissionais de saúde e da saúde, os primeiros estão inseridos no grupo de profissionais com formação na área de saúde. São eles os fisioterapeutas, os médicos, os enfermeiros, os psicólogos entre outros. Os profissionais da saúde são aqueles especializados em outras áreas e que trabalham em setores como administração, limpeza, recepção, segurança, entre outros. Portanto, são profissionais

---

[86] VIVA HUMANIZAÇÃO. *O endomarketing como ferramenta de transformação*. Palestrante: Rogério Miola. Vídeo (01:01:26s). Disponível em: <https://www.youtube.com/watch?v=0j_iXwET6GM>. Acesso em: 12 jan. 2015.

distintos se relacionando com os pacientes e familiares, todos necessitando ter a uma só voz a consciência humanística impressa para o bem estar dos usuários.

Conforme salientamos em diversas ocasiões, a comunicação que conscientiza a humanização entre os profissionais é de suma importância para a implantação da Política Nacional de Humanização da Saúde. A comunicação interdisciplinar é muito importante, lembra-nos a Profa. Maria Luiza, em total consonância com as diretrizes e dispositivos da PNH. Não apenas entre especialidades e equipes, mas funcionários da portaria, da limpeza, terceirizados e voluntários devem ter essa consciência, até porque lidar com o dia a dia da saúde não é simples e é preciso estar apto a lidar com problemas que dizem respeito à dignidade da pessoa humana.

O relacionamento profissional dentro do hospital deve ser o melhor e mais humano possível, não havendo diferença de tratamento entre profissionais com alta formação e empregados da limpeza, por exemplo, afinal, são estes que irão garantir que os espaços estejam impecáveis para que procedimentos sejam realizados por médicos e enfermeiros. Da mesma forma a segurança deve ser ouvida, treinada, para que haja total harmonia na postura de todos os funcionários. Todos são importantes, todos devem ser ouvidos e merecem respeito.

O resultado de toda essa comunicação em favor da humanização será, por certo, a construção não apenas de um ambiente prazeroso onde se exerça cada qual as suas funções com alegria, mas os efeitos benéficos se extenderão a pacientes e familiares, gerando confiança, além do sentimento de cidadania e de direitos devidamente respeitados.

A boa comunicação colabora, portanto, para a eficiência e eficácia no atendimento, porque todos se permitirão a tão necessária troca de informações. Isso refletirá diretamente na saúde do paciente, diminuindo sua ansiedade, proporcionando-lhe conforto e segurança, podendo, consequentemente, até diminuir o uso de medicamentos, sendo estes efeitos o produto da humanização, conclui a Profa. Maria Luiza de Jesus Crociquia.

COMUNICAÇÃO E HUMANIZAÇÃO

Pode-se perceber por todo o discorrido até o momento que a humanização se dá pela harmonia de esforços, havendo uma comunicação entre as diretrizes e os dispositivos. Um sem o outro há de emperrar o mecanismo da rede, do sistema. Através de um ambiente agradável se proporciona ao trabalhador e ao usuário a comunicação da atenção e do acolhimento que se deseja expressar. Transmitir confiança vai além desse aspecto, e passa fortemente pelo viés da atenção que se dê ao usuário.

Um lugar agradável, que bem comunica seus objetivos, é aquele em que podemos confiar nas pessoas que por ele transitam ou sejam responsáveis pelo seu funcionamento. Para os funcionários, essa comunicação que agrega, que valoriza, torna-se motivo de orgulho em fazer o que se gosta e em dar sua participação para que o mecanismo permaneça harmônico e possa, também, se aprimorar conforme as necessidades venham a surgir.

Anteriormente relacionamos o tema da humanização com o de se obter lucros dentro da empresa, fato este totalmente legítimo à organização que se preste a fornecer serviços. O Prof. Dr. José Tolovi Júnior, um de nossos convidados para o programa da Conexão Médica em parceria com a Associação Viva e Deixe Viver fala sobre isso.

O Prof. Dr. José Tolovi Júnior, presidente do *Great Place to Work*, diretor da *Cambridge Leadership Associate Latin América*, doutor em sistemas de informação, professor da Fundação Getúlio Vargas e da *Business School*, em São Paulo, especializado em estratégia, organização e consultoria empresarial, tratou desse assunto tão relevante, enquanto nos deu a honra ao discorrer sobre o tema da comunicação e a relação médico-paciente.[87]

Começou afirmando que há uma correlação muito forte entre a satisfação do cliente e a satisfação do funcionário dentro das empresas com fins lucrativos. Entendemos que essa sentença vale também para as

---

[87] VIVA HUMANIZAÇÃO. *Problemas de comunicação que afetam a relação médico/paciente.* Palestrante: Sr. José Tolovi Júnior. Vídeo (01:00:41s). Disponível em: <https://www.youtube.com/watch?v=hI5RBeD0rkw>. Acesso em: 12 jan. 2015.

organizações sem fins lucrativos, para os hospitais públicos, afinal, a motivação que os faz existir é servir à sociedade, proporcionando serviços e informações de qualidade, sempre com transparência, veracidade, ética, entre outros atributos concernentes à justeza de uma sociedade democrática.

Empresas com bom ambiente, com boa relação entre a liderança e os subordinados proporciona satisfação aos trabalhadores, resultando na prestação de bons serviços. Tomando de empréstimo a lição do Dr. José Tolovi Júnior para pensarmos na melhor relação médico-paciente, é preciso fazer acontecer uma relação harmoniosa ainda no âmbito da instituição, da clínica e do hospital. É preciso gerar confiança. Sem isso não se tem nada que prospere e se aprimore. É preciso que haja incentivo ao trabalhador, sobretudo respeito, sem o qual torna-se impossível desenvolver um ambiente humanizado, aberto para a relação do profissional de saúde com o paciente.

O Dr. José Tolovi Júnior relaciona uma série de questionamentos que podemos fazer sempre que nos deparamos com situações de confiança dentro da empresa. Ele nos ensina que ao analisarmos a "cooperação no ambiente de trabalho podemos perguntar o que significa a credibilidade na confiança", e lança as seguintes perguntas que podemos fazer. Como é o meu líder? Como eu me relaciono com ele? Ele inspira confiança? Quais são as comunicações abertas e fechadas, isto é, como eu confio na pessoa, ela me inspira confiança? É clara e objetiva? Não finge, não omite, não mente?

Essas são condições fundamentais para a verdadeira comunicação, ele afirma. Contudo, outro ponto também se mostra indispensável nesse contexto de questionamentos: a competência. O meu chefe é competente? Resolve problemas conflitantes? Como age para que os seus subordinados trabalhem melhor?

Por que se questiona esses parâmetros? Muito simples, não é raro encontrarmos profissionais com alta qualificação, todavia sejam pessoas com dificuldade para se relacionar com seus pares, que dirá com subordinados. Especialmente este último, onde há um conflito que se apresenta

COMUNICAÇÃO E HUMANIZAÇÃO

pela maneira como a cultura se desenvolveu nas sociedades ocidentais, e que precisa ser revertido. Não é porque o trabalhador não tem a mesma qualificação profissional que seu chefe, que precise ser tratado como menor. Respeito é fundamental para o real desenvolvimento das relações humanas.

Também convém lembrar que aqueles mesmos profissionais que são altamente qualificados muitas vezes apresentam uma enorme lacuna quando o quesito em tela é a liderança que deve ser exercida em paralelo às suas funções como executor de um ofício específico. Quando isso acontece, lembra-nos o Dr. José Tolovi Júnior, dificuldades tendem a surgir dentro da organização. Preocupações começam a tomar conta dos pensamentos dos funcionários e a produtividade pode ficar em jogo nesse momento. "Uma empresa com bom relacionamento, com cumplicidade nos bons objetivos, é melhor e, obviamente, rende mais", ensina-nos a boa lição do especialista em comento.

Outros aspectos que ele ressalta são aqueles que já comentamos em linhas anteriores: o respeito e o reconhecimento. Reconhecer o trabalho dos funcionários "é uma das formas mais antigas de demonstrar respeito, é agradecer as pessoas por um bom trabalho". Trata-se de um esforço em prol do estímulo ao profissional. Com ele, os incentivos de reciclagem do conhecimento é outro campo onde o investimento no quadro de profissionais leva ao crescimento da empresa e da organização, seja ela com ou sem fins lucrativos.

O ambiente de trabalho que se mostra estimulante, "no qual a pessoa é respeitada", sentindo-se valorizada, "é a base da verdadeira comunicação", afirma o Dr. José Tolovi Júnior. Isso faz toda a diferença, pois se o profissional começa a perceber que se trata de apenas mais um emprego, como diz o especialista em tela, sua produtividade estará completamente em jogo, e com ela a da organização como um todo, afetando, sobretudo, aos pacientes que são o foco principal depois da valorização que deve acontecer dentro do hospital.

Com todos esses atributos sendo mencionados ainda à época dos bancos da faculdade, mencionados pelos educadores médicos por meio

213

de suas experiências compartilhadas com seus alunos, tende a experimentar-se a criação de um corpo de profissionais mais conscientes do universo de suas atribuições como profissional que trata de seres humanos em estado de alta fragilidade física e emocional. Portanto, disciplinas que tenham cunho humanístico são excelentes opções para o organograma dos currículos profissionais.

Todos esses aspectos, resultados de ações integradas abrem um capítulo importante na história do sistema de saúde brasileiro no que concerne à humanização da saúde mediante ações sociais, hospitalidade e gestão. Para discorrer sobre o tema tivemos a honrosa presença do Dr. Antônio Sérgio Petrilli, médico especializado em oncologia pediátrica.[88]

Segundo o Dr. Sérgio Petrilli, "em 1991 iniciou-se no Hospital São Paulo, juntamente com a Escola Paulista de Medicina, um serviço de atendimento bastante incipiente, junto às crianças com câncer". "Eram algumas crianças sentadas em cadeirinhas e que tomavam quimioterapia", afirma ele. Acompanhar esse trabalho, relata o profissional, era de grande sofrimento, pois tinha conhecimento da qualidade assaz superior que o mesmo serviço era oferecido no exterior.

Foi movido por essa indignação que resolveu com outros profissionais, em conjunto com os pais das crianças-pacientes, criar o GRAAC – Grupo de Apoio ao Adolescente e à Criança com Câncer, em parceria com a Universidade Federal de São Paulo. "A ideia era dar apoio ao setor de oncologia do Departamento de Pediatria que contava com muitas e sérias dificuldades", testemunha o Dr. Petrilli. Com a dificuldade conhecida nestas terras tupiniquins, conseguiram o primeiro estabelecimento e assim iniciou-se o atendimento fora do hospital.

A intenção era e é dar qualidade de vida às crianças e aos adolescentes com câncer, unindo esforços com familiares, profissionais e, sobretudo, com os voluntários, sempre presentes com uma contribuição

---

[88] VIVA HUMANIZAÇÃO. *Ações integradas de humanização*. Palestrantes: Dr. Antonio Sergio Petrilli; Marcelo Boeger. Vídeo (01:56:08s). Disponível em: <https://www.youtube.com/watch?v=zbt9kURgFuE>. Acesso em: 12 jan. 2015.

COMUNICAÇÃO E HUMANIZAÇÃO

que não se consegue mensurar a contento. Só mesmo os pacientes, em cada caso particular, poderiam falar sobre o real efeito desse trabalho sobre suas vidas.

Passa o tempo e mediante hercúleos e incansáveis esforços a instituição seguiu crescendo para ser o que hoje se apresenta, fundamental nesse processo de cura e qualidade de vida dos pacientes. Parcerias foram fundamentais. Nós da Associação Viva e Deixe Viver nos unimos a esse projeto de humanização pensado pelo GRAAC, juntamente a outras parcerias como as ONGs Projeto Arco-Íris, Fundação Orsa e Instituto Ayrton Senna, entre outros. Por elas, afirma o Dr. Petrilli, a obra cresceu até que se conseguiu construir o Instituto de Oncologia Pediátrica, com a participação do empresariado, da universidade, das famílias e dos profissionais envolvidos, dividindo responsabilidades, abertos às queixas e aos elogios, alcançando, de fato, a humanização no atendimento oncológico.

O foco de todas as instituições com tratamento oncológico é proporcionar a cura, e isso é óbvio. Contudo, a humanização do tratamento garante, acima de tudo, qualidade de vida. Curar não é o suficiente, diz o Dr. Petrilli, é preciso "curar pensando que esses pacientes contam com um difícil período de hospitalização e que precisarão ser reintegrados na sociedade, frequentarem uma escola, participarem da vida em comunidade". Por isso é fundamental que se sintam adequadamente tratados.

O Dr. Petrilli é extremamente feliz ao afirmar que esse pensamento só alcança seu sucesso quando se coloca o paciente e sua família unidos à equipe interdisciplinar, formada por profissionais de todos os setores da organização, a saber, administração, reabilitação, serviço social, nutrição, psicologia, equipe médica, enfermagem, voluntariado e farmacêuticos, dando, inclusive, a possibilidade de que todos possam interferir nas condutas uns dos outros, agindo e pensando de forma integrada.

A comunicação em favor da humanização, ou vice-versa, foi um instrumento fundamental quando se pensou no que poderia ser feito para controlar a dor das crianças. Desenvolveu-se uma escala do controle da dor por meio de desenhos da Mônica e do Cebolinha que apresentavam feições diversas para serem relacionadas à dor que as crianças estivessem sentindo. "À medida que eram medicadas as carinhas iam melhorando e as crianças se sentiam menos agredidas, com a sensação de que podiam melhorar dentro de um hospital", relata o Dr. Petrilli por meio desse testemunho maravilhoso de humanização do tratamento.

A comunicação e a forma como é realizada ao paciente e familiares, esclarecendo o diagnóstico, os procedimentos que serão realizados, o plano de tratamento, o tempo de hospitalização, as possíveis consequências, tudo por meio de uma equipe integrada, esclarecida e humanizada, é o estabelecimento de novos parâmetros a substituir antigos paradigmas do sistema de saúde, afirma o Dr. Petrilli.

Por isso a necessidade em preparar os profissionais para que o conceito de humanização seja compreendido e venha a ser expandido. "Unir humanização, competência dos profissionais, recursos tecnológicos e remédios adequados. Somente assim se consegue um verdadeiro tratamento de saúde", afirma o oncologista. As preocupações em bem atender vão desde o setor de nutrição que orienta os familiares quanto a dieta a ser seguida, à psicologia e pedagogia, todos reunidos em uma só voz humanística.

O serviço odontológico, por exemplo, é exercido mediante parcerias com o projeto Adote um Sorriso, com a ABRINQ e com o Instituto Ayrton Senna. Os atendimentos psicológicos e pedagógicos encontram-se presentes em quase todas as ações do GRAAC, interagindo com as crianças e com as famílias desde como usar uma pomada até o preparo para determinado procedimento. A tônica atende pela consciência da humanização.

O serviço de voluntariado, testemunha o Dr. Petrilli, é fundamental em todo esse processo, indispensável por tudo que tem realizado vitoriosamente, a um mínimo exemplo quando se prontificam estar ao lado das crianças que estejam sendo submetidas à quimioterapia, assim como o corpo do serviço social que proporciona apoio às crianças que vêm de outras localidades e necessitam de um ensino específico, ou

COMUNICAÇÃO E HUMANIZAÇÃO

mesmo aos adolescentes quando os auxilia na busca de emprego, humanizando o tratamento em todos os aspectos.

Os fatos e testemunhos têm demonstrado quanto todo esse processo de cura tem sido beneficiado com a conscientização da humanização do tratamento, ainda que seja ela apenas para compreender que receber e ouvir um usuário seja tudo que precise fazer, afinal, nem sempre de remédio este está em busca, mas também de apoio emocional.

Dr. Petrilli destaca o projeto Perna Amiga, que ajuda na colocação de próteses em crianças amputadas e o projeto de prótese ocular para crianças. Outras atividades feitas em parceria com o Instituto Ayrton Senna que de forma lúdica ajudam a lidar com a ansiedade antes dos procedimentos, interagindo com a criança, também o apoio da Fundação Orsa, do pessoal do Projeto Arco-íris, dos voluntários da Associação Viva e Deixe Viver, da parceria com o Instituto Ronald Mac Donald, "entre outras tantas, tornam esse difícil atendimento em um trabalho digno e humano", afirma.

Por ocasião desse debate, dividiu a mesa com o Dr. Antônio Sérgio Petrilli, o administrador e consultor de projetos de hotelaria, Marcelo Boeger, contribuindo com o tema das ações integradas para a humanização da saúde voltadas à hotelaria hospitalar. O administrador Marcelo Boeger é também autor de livros como Gestão em Hotelaria Hospitalar e Gestão Financeira para Meios de Hospedagem.

A discussão sobre hotelaria hospitalar, afirma Boeger, teve início no fim dos anos 90, com o Primeiro Congresso de Hotelaria Hospitalar que divulgou esse novo enfoque de hospedagem, sendo que de lá para cá a aplicação de seus conceitos voltados para a conscientização da humanização desenvolveram-se significativamente. Entretanto, "esse trabalho não é ainda bem compreendido por várias instituições, porém vem ganhando terreno e consolidando o conceito de hospitalidade", afirma o administrador.

Entre todas palavras suas que mereceram aplausos pela consciência quanto ao conceito de humanização, merece nosso destaque enquanto afirmou que "não basta apenas criar indicadores fabulosos, *palmtops* para os enfermeiros e outras tantas tecnologias se perdermos o contato humano". É disso que vimos tratando até aqui. É isso o que, de fato, importa. O contato humano.

Neste diapasão de problemas tão graves como o câncer, difíceis de lidar tanto em face da doença quanto pelo sofrimento que causa ao paciente e aos familiares, está o contexto vivenciado pelas unidades intensivas. Para discorrer sobre o tema, contamos com a honrosa presença do Dr. Guilherme Schettino, médico intensivista, à época Coordenador da Unidade Intensiva do Hospital Sírio-libanês.[89]

Em seu valioso testemunho ele nos relata que apesar de haver critérios bem definidos em todo o mundo quanto à avaliação de quem possa utilizar da unidade de terapia intensiva, existem também algumas discussões mais complexas que os critérios médicos, que definem os critérios humanos e os critérios de alocação de recursos para pacientes que solicitam uma internação.

Sabe-se bem, as unidades de terapia intensiva são os locais com mais tecnologia e pessoal disponíveis, assim como mais recursos alocados. O Dr. Schettino afirma que há uma grande preocupação em definir quais os pacientes devem ser beneficiados por essa internação, pois, segundo sua experiência, leva-se em conta evitar ferir a dignidade de um paciente que não tenha a possibilidade de tratamento como, em outros casos, define o médico intensivista, nos quais a internação é apenas um prolongamento do sofrimento.

O Dr. Schettino entende que a única maneira é restaurar o relacionamento entre o médico e o paciente. Esse relacionamento não se dá de forma adequada, especialmente quando estamos a falar em hospitais públicos, também quando se trate de pacientes já em fase terminal, ou com doenças crônicas. Como já dissemos em outras ocasiões, a comunicação é importante, pois estabelece a confiança e faz com que o paciente possa se abrir com o profissional, que poderá assim conhecer o paciente e melhor conduzir os rumos do tratamento. Nessas ocasiões da

---

[89] VIVA HUMANIZAÇÃO. *Papel da Tecnologia na Medicina Atual.* Palestrante: Dr. Guilherme Schettino. Vídeo (58:28s). Disponível em: <https://www.youtube.com/watch?v=GHMfMmxIUBE>. Acesso em: 13 jan. 2015.

COMUNICAÇÃO E HUMANIZAÇÃO

terapia intensiva, o médico normalmente conhece pouco da história de vida do paciente, da sua formação cultural, familiar e religiosa. Procurar estabelecer essa relação, mediante tais conhecimentos, é fundamental para o bom andamento do processo de decisão, afirma o especialista.

Ao falar da experiência do Hospital Sírio Libanês, o Dr. Schettino fala sobre um programa chamado Programa de Cuidados Progressivos, que tem como objetivo ter o paciente certo, na unidade certa, para tratar as suas necessidades médicas e humanas. A Unidade de Terapia Intensiva do Hospital é o local onde existe a maior integração de uma equipe multidisciplinar no Hospital, tamanha a importância do tema nessa fase de um tratamento. Existe também uma unidade de menor complexidade que é a unidade semi-intensiva, mas que também se preocupa com o oferecimento de cuidados paliativos.

A preocupação do Hospital com as diretrizes de humanização passa inclusive pela adequação das unidades de terapia intensiva, para que se possa permitir que familiares permaneçam mais tempo em companhia do paciente. Uma das primeiras ações de humanização é essa permissão, afirma o Dr. Schettino. Algumas vezes tivemos nestas linhas depoimentos que testemunham ser a vontade de mudança, algo mais necessário que propriamente recursos para realizá-la. Pois bem, é o que confirma o especialista, quando diz que bastam algumas mudanças no processo de funcionamento, organizando os cuidados médicos e de enfermagem em determinados horários, para que isso seja viável, tranquilizando o paciente e a família.

A criança sempre mereceu maiores cuidados, testemunha o Dr. Schettino, tanto que a primeira vez em que se permitiu a presença dos familiares em companhia dos pacientes foi no caso de crianças internadas na unidade de terapia intensiva. Atualmente, tanto o Estatuto da Criança e do Adolescente, quanto o Estatuto do Idoso, conferem esse direito de acompanhamento familiar.

Entre os importantes depoimentos do Dr. Schettino, destacamos sua opinião quanto à necessidade de um treinamento específico para que os médicos saibam como falar com o paciente e sua família. É fundamental que haja o emprego de uma linguagem adequada à condição socioeconômica do doente, conhecendo a localidade de onde sejam provenientes, afinal os termos devem se fazer entender ao paciente,

219

segundo a capacidade que o faça sentir-se seguro e confiante. Isso é, sobretudo humanizar o tratamento, respeitar os estados emocionais, certificando-se sempre se todas as informações foram devidamente compreendidas. Um dos direitos a que assiste ao paciente o de receber ou recusar assistência moral, psicológica, social ou religiosa, e o hospital deve estar preparado para prover todas essas necessidades.

Percebe-se que todas essas vertentes seguidas pelo Hospital estão impregnadas pelo conceito de humanização. No entanto, o Dr. Schettino esclarece que ainda existe uma preocupação no Brasil ainda muito tímida em preparar os médicos em relação à legislação específica de humanização, em especial ao que se refere aos cuidados dos pacientes terminais ou com doenças avançadas. A realidade, afirma o especialista, é que em nosso país os médicos são mal remunerados, necessitando trabalhar em diferentes locais, o que acarreta o tão conhecido escasso tempo para conversar com o paciente.

Por outro lado, e isso há que se conferir o crédito, sem dúvida alguma, sempre existiu uma preocupação muito grande na formação médica com relação aos aspectos éticos. Afirma o Dr. Schettino que as peculiaridades que envolvem o processo de humanização se aproximam em muito dos discorridos pela ética, no entanto, há uma diferença significativa entre ambos. Não há como implantar humanização sem ética, e a humanização, por sua vez, também exerce uma grande influência sobre a conduta ética, afirma o Dr. Schettino. Segundo os diversos pontos que discorremos no presente estudo, cumpre lembrar que a humanização compreende a aproximação, a comunicação, a atenção que acolhe e que faz toda a diferença, enquanto a ética compreende o agir em benefício do paciente, contudo podendo ser compreendido como exercer o foco apenas sobre a doença, não necessitando tanta aproximação. O Dr. Schettino afirma que hoje é grande a preocupação nas faculdades com a formação humanista do profissional de saúde, revertendo essa atitude.

Já nas linhas finais de nossa explanação, sempre preocupada em lançar temas para reflexão e depoimentos que testemunhem experiências de sucesso, voltamos a nossa atenção ao debate que nos proporcionou honroso depoimento da Dra. Maria Tereza Gutierrez, pediatra, doutora em medicina pela Faculdade de Ciências Médicas da Santa Casa de

COMUNICAÇÃO E HUMANIZAÇÃO

São Paulo, que também ao participar de nossos debates, discorreu sobre o tema "Humanização Hospitalar e Pediatria".

A especialista nos ensina que é preciso acreditar que se pode mudar o ambiente de trabalho e que o profissional médico tem uma liderança natural na equipe de saúde. Sua contribuição, portanto, é imensa, contudo só depende dele para que aconteça. É disso que falamos aqui. De mudança de paradigmas, dirigidas após reflexões profundas sobre o processo e os resultados da aplicação da humanização.

Não há nada pequeno ou desimportante quando o que se tem em mente é estender um ato que possa humanizar. "Não importa, a humanização se espalha por contágio", diz a Dra. Maria Tereza Gutierrez. O ato que se reveste de humanização é algo que se pode dizer, contamina a muitos a seu redor. É preciso valorizar atitudes comuns que possam acolher. "Valorize as coisas boas que já existem. Use o bom senso e o seu coração", sugere a Dra. Maria Tereza Gutierrez.

Seu testemunho frente ao Departamento de Pediatria da Irmandade Santa Casa de Misericórdia é importante como os tantos outros que temos relatado ao longo deste estudo. Afirma a Dra. Maria Tereza Gutierrez que sua sensibilização para a humanização hospitalar começou quando se tornou diretora da organização, que continha 160 leitos. Suas palavras em depoimento são duras. Discorre que naquele tempo nada existia para as crianças, a não ser dores, lembranças ruins e pouca, muito pouca alegria. O que fazer com tão poucos recursos em um contexto tão amplo, era a pergunta que se fazia.

O seu primeiro passo foi reunir as pessoas que considerou com um perfil adequado à luta pela humanização. Leu e pesquisou muito a respeito para não ter que reinventar ações que já tivessem dado certo. De uma coisa ela estava certa: precisava agir com o coração. Sua sensibilidade era sua bússola. Ver pacientes e acompanhantes sorrindo seria a certeza de que estaria no caminho correto. Queria que as crianças guardassem as melhores lembranças daquele lugar, e do tempo de sua internação. Era um trabalho incansável. Não havia tempo para começar, tampouco para terminar. A necessidade fazia a ocasião. Desejou também alcançar aos funcionários mais simples, como aos porteiros ou ao pessoal da limpeza. Procurou desmitificar o paradigma

221

que afirmava à maioria que seriedade profissional seria o sinônimo de não se permitir sorrir.

Os resultados vieram nos anos seguintes, à medida que o tempo foi passando, alcançando sucessos pontuais, mas sólidos, permanentes. Sabia que estava no caminho correto. Em 1999, confirma ela, tiveram no setor da pediatria a grata surpresa de ter a parceria do Colégio Guilherme Dumont Vilares, enquanto realizavam as aulas de arte para seus adolescentes no ambiente hospitalar. Nesse tempo também as voluntárias voltadas aos pacientes com câncer, além da atividade assistencialista, brincavam com as crianças e frequentavam a brinquedoteca, amenizando significativamente o tratamento. A humanização estava acontecendo. Era o caminho correto.

Em 2003, testemunha a Dra. Maria Tereza Gutierrez, começou o "casamento" da pediatria da Santa Casa com a Associação Viva e Deixe Viver e os contadores de histórias. Em seguida, recorda-se, vieram os estudantes da Santa Maluquice, um grupo de *clowns* da Fábrica do Riso. Ato contínuo foi criado o Projeto Colinho, que se trata de senhoras que pegam as crianças no colo. Isso tudo em um ano. Em 2004, introduziram bichos no hospital, uma pequena revolução, segundo suas considerações. A humanização era uma realidade.

As ações foram valorizadas, e o trabalho humanitário se tornou uma realidade crescente e fundamental no tratamento das crianças. Outro de seus importantes testemunhos foi a respeito do grupo de reabilitação interno que formou para ajudar na locomoção das crianças até a reabilitação, estendendo o conhecimento aos familiares para que em suas residências pudessem agir segundo a orientação da fisioterapia.

Quando relatamos a importância na formação dos profissionais, queremos demonstrar que, mesmo que sentimentos de amor, atenção e acolhimento sejam compreensíveis, precisam de treinamento quando o contexto se trata de organizações hospitalares. A Dra. Maria Tereza Gutierrez confirmou que mesmo tendo contadores de histórias e livros em abundância, só quando tiveram a presença dos contadores de histórias voluntários do Viva e Deixe Viver, oferecendo entretenimento, cultura e alegria, que puderam alcançar resultados satisfatórios, transmitindo confiança às crianças e adolescentes.

7

CONSIDERAÇÕES FINAIS

Podemos dizer que o século XX foi o século das grandes descobertas científicas, dos grandes avanços tecnológicos. Até aproximadamente a metade do século tais descobertas e avanços se deram de forma mais lenta, após os anos 50, no entanto, verificou-se uma corrida vertiginosa em busca de tudo que pudesse melhorar e facilitar a vida dos seres humanos, muito embora grande parte desses avanços tenha se iniciado em pesquisas e trabalhos voltados à destruição humana, à guerra armamentista.

Apesar de a Guerra Fria ter deixado o mundo, durante décadas, na expectativa de uma destruição total, promoveu um enorme desenvolvimento nas ciências. Isso se traduziu em melhores condições de vida para todos, no surgimento de máquinas que melhoram o nosso dia a dia, meios de comunicação mais rápidos e eficientes, alimentos de melhor qualidade, remédios mais eficazes e média de vida mais prolongada. Porém, como toda moeda tem duas faces, o outro lado não é nada bonito.

O mundo que era grande demais, repentinamente tornou-se extremamente próximo. Através da Internet voltamos a viver numa aldeia: todos sabem de tudo em segundos. Entretanto essa proximidade é falsa. A tecnologia somente aumentou a distância entre ricos e pobres (os ricos se tornaram muito ricos e os pobres muito mais pobres), principalmente nos países do Terceiro Mundo, aumentando conflitos de classes, aumentando a violência nas ruas e nos lares.

Além disso, cumpre-nos dizer que os avanços tecnológicos, ao darem mais autonomia ao indivíduo, promoveram um distanciamento entre as pessoas, uma espécie de insensibilidade em relação às grandes e pequenas tragédias da vida. Estas passaram a ser tomadas como fatos corriqueiros, causando constrangimento e certa tristeza, mas nada que dure muito tempo, porque a vida, afinal, não espera. Isto acabou criando, durante certo tempo, uma sensação de onipotência que excluía o que não tinha relação com a vida de cada um. Pode-se tudo. E como tudo não tem limites acaba se autolimitando, os excessos começaram a cobrar os seus custos.

A utilização desenfreada dos recursos naturais e sua consequente escassez fizeram a humanidade constatar como a devastação estava causando mal ao planeta. Os recursos naturais não são inesgotáveis e se quisermos sobreviver é preciso preservá-los. A humanidade vem se mobilizando cada vez mais, buscando soluções ecologicamente corretas para a manutenção da saúde e da vida. Essa necessidade de sobrevivência trouxe também a consciência de que é preciso ter qualidade de vida. Somos uma espécie social e estamos nos conscientizando de que o que acontece com um indivíduo acaba se refletindo no todo.

Não podemos simplesmente cruzar os braços diante de tantas desigualdades. O Estado, antes tão presente em nossas vidas, está falido, não é mais o grande pai da nação. E um grande número de pessoas está se levantando e assumindo o compromisso de estender a mão ao próximo, seguindo a verdadeira essência da humanidade: amor, serviço ao próximo e solidariedade.

Estamos vivendo um novo milênio e tal preocupação foi externada ao mundo quando a ONU instituiu o primeiro ano do século XXI, 2001, como o Ano Internacional do Voluntário. Assim como as pessoas, as organizações privadas ou supragovernamentais estão sentindo a necessidade de unir forças para atingir o objetivo maior: elevar a qualidade de vida dos seres humanos como um todo.

CONSIDERAÇÕES FINAIS

Os hospitais sempre foram considerados pela sociedade o lugar onde vamos para cuidar da saúde. O simples fato de "estar doente" já cria uma sensação interior de miséria que piora quando a pessoa precisa ir ao hospital, um lugar todo branco, cheio de pessoas e instrumentos desconhecidos e assustadores, principalmente para as crianças.

Desde a descoberta do microscópio e das bactérias, criou-se a imagem de que o hospital deveria ser imaculadamente limpo, asséptico e todo branco para detectar qualquer impureza. Por mais de um século a cor branca prevaleceu e sua manutenção foi importante, porque a medicina era praticada em condições higiênicas precárias. Atualmente o branco não é mais garantia de completa assepsia, senão a indicação de que a pessoa permanece em um hospital, o que significa confinamento, afastamento dos entes queridos e distanciamento da própria vida, com estranhos entrando e saindo do quarto, espetando agulhas, distribuindo comprimidos.

A vida de um paciente em um hospital é um mundo à parte. Um parêntese no qual tudo aquilo que ele conhece encontra-se suspenso, esperando por ele lá fora. Mas a vida não para e não devia parar enquanto ele está hospitalizado. Se tivéssemos que dar uma definição de hospital ideal, talvez disséssemos que o ideal seria que não existisse, porque idealmente também as doenças não existiriam. Como isso não é possível, o ideal seria ter um hospital onde o período de permanência não afetasse tão profundamente o bem estar psicológico dos indivíduos.

No início da década de 1930, o Dr. Edward Bach, o bacteriologista britânico descobridor dos florais, afirmou que o hospital do futuro seria um santuário de paz, esperança e alegria. Tudo seria feito para encorajar o paciente a esquecer sua doença, a lutar por sua saúde. Nesse hospital, o paciente não só procuraria o alívio para a doença, mas também desenvolveria sua vontade de viver, metade do caminho para sua cura.

Humanizar para comunicar ou comunicar para humanizar? Passadas as reflexões que nos levaram ao longo desta leitura a conclusões das mais profícuas em prol da humanização da saúde, parece-nos imprescindível que mantenhamos a frase da mesma maneira como se propôs inicialmente, em forma de questionamento, afinal, torna-se a máxima que não quer calar por se propor a nortear os rumos do sistema de saúde brasileiro.

Afinal, as ações de humanizar e de comunicar andam em conjunto, sendo impossível separá-las, impossível distingui-las posto que agora unidas, como quando da ocasião em que gametas formam um embrião que há de crescer criando vida, comunicando enquanto se desenvolve para humanizar, humanizando enquanto veículo que melhor propõe a perfeita forma de comunicação.

VIVA E DEIXE VIVER A COMUNICAÇÃO
QUE VISA A HUMANIZAR!

REFERÊNCIAS BIBLIOGRÁFICAS

ASSOCIAÇÃO BRASILEIRA DE ANUNCIANTES E CLUBE DE MARKETING. *Responsabilidade Pessoal:* Atitudes do Profissional de Marketing hoje e amanhã. São Paulo, novembro de 2005.

ASSOCIAÇÃO VIVA E DEIXE VIVER. *Apresentação.* Disponível em: <http://www.vivaedeixeviver.org.br/Apresentacao>. Acesso em: 08 jan. 2015.

BIROLINI, Dario. "A loucura da medicina moderna". Entrevista concedida a Riad Younes. *Revista CartaCapital,* São Paulo, 26 dez. 2014. Disponível em: <http://www.cartacapital.com.br/ revista/831/a-loucura-da-medicina-moderna-489.html>. Acesso em: 02 jan. 2015.

BARROS, Elizabeth; RODRIGUES, Paulo Henrique de Almeida (coord.). *As Conferências Nacionais de Saúde:* Evolução e perspectivas. Brasília: CONASS, 2009. Disponível em: <http://www.conass.org.br/conassdocumenta/cd_18.pdf>. Acesso em: 27 set. 2014.

BRASIL. *Constituição da República Federativa do Brasil de 1988.* Disponível em: <http://www.planalto.gov.br/ccivil_03/constituicao/constituicaocompi-lado.htm>. Acesso em: 26 set. 2014.

BRASIL. *Lei n. 8.080, de 19 de setembro de 1990.* Dispõe sobre as condições para a promoção, proteção e recuperação da saúde, a organização e o funcionamento dos serviços correspondentes e dá outras providências. Disponível em: <http://www.planalto.gov.br/ccivil_03/leis/l8080.htm>. Acesso em: 29 set. 2014.

BRASIL. *Lei n. 8.142, de 28 de dezembro de 1990.* Dispõe sobre a participação da comunidade na gestão do Sistema Único de Saúde. Disponível em:

VALDIR CIMINO

<http://www.planalto.gov.br/ccivil_03/leis/l8142.htm>. Acesso em: 29 set. 2014.

MINISTÉRIO DA SAÚDE. Secretaria de Atenção à Saúde. Núcleo Técnico da Política Nacional de Humanização. *Ambiência*. 2ª ed. Brasília: Editora do Ministério da Saúde, 2010. Disponível em: <http://bvsms.saude.gov. br/bvs/publicacoes/ambiencia_2ed.pdf>. Acesso em: 16 dez. 2014.

MINISTÉRIO DA SAÚDE. Secretaria de Atenção à Saúde. Política Nacional de Humanização. *Atenção Básica*. Vol. 2. Brasília: Ministério da Saúde, 2010. Disponível em: <http://bvsms.saude.gov.br/bvs/publicacoes/cadernos_ humanizasus_atencao_basica.pdf>. Acesso em 17 nov. 2014.

MINISTÉRIO DA SAÚDE. Secretaria de Atenção à Saúde. Política Nacional de Humanização. *Formação e intervenção*. Vol. 1. Brasília: Ministério da Saúde, 2010. Disponível em: <http://bvsms.saude.gov.br/bvs/publicacoes/ cadernos_humanizaSUS.pdf>. Acesso em: 16 dez. 2014.

MINISTÉRIO DA SAÚDE. Secretaria de Atenção à Saúde. Política Nacional de Humanização da Atenção e Gestão do SUS. *Gestão participativa e cogestão*. Brasília: Ministério da Saúde, 2009. Disponível em: <http://bvsms.saude.gov.br/bvs/ publicacoes/gestao_participativa_cogestao.pdf>. Acesso em: 10 nov. 2014.

MINISTÉRIO DA SAÚDE. Secretaria de Atenção à Saúde. Política Nacional de Humanização da Atenção e Gestão do SUS. *Gestão participativa e cogestão*. Brasília: Ministério da Saúde, 2010. Disponível em:<http://telessaude. saude.ms.gov.br/moodle/file.php/1/Cartilhas_da_PNH/gestao_ participativa_cogestao.pdf>. Acesso em: 2 nov. 2014.

CAMPOS, Gastão Wagner de Sousa. "Humanização na saúde: um projeto em defesa da vida?" *Interface*, Botucatu, Vol. 9, n. 17, pp. 398-400, Ago. 2005. Disponível em: <http://www.scielo.br/scielo.php?script=sci_ arttext&pid=S1414-32832005000200016&lng=en&nrm=iso>. Acesso em: 25 set. 2014.

CAMPOS, Gastão Wagner de Sousa. *Saúde Paideia*. São Paulo: Ed Hucitec. 2003.

CAMPOS, Gastão Wagner de Souza; CUNHA, Gustavo Tenório. "Método Paideia para cogestão de coletivos organizados para o trabalho". *Revista ORG & DEMO*, Marília, vol.11, n.1, p. 43, jan./jun. de 2010, UNESP. Disponível em: <http://www2.marilia.unesp.br/revistas/index.php/ orgdemo/article/viewFile/468/364>. Acesso em: 12 out 2014.

REFERÊNCIAS BIBLIOGRÁFICAS

CENTRO DE VOLUNTARIADO DE SÃO PAULO. *Voluntariado:* Ação Social Transformadora, Consciente e Solidária. Disponível em: <http://www.voluntariado.org.br/sms/files/vols.pdf>. Acesso em: 07 jan. 2015.

CHAPARRO, Carlos. *A questão do interesse público:* Linguagem dos Conflitos. Coimbra: Minerva Coimbra, 2001.

CUNHA, Gustavo Tenório. *A construção da clínica ampliada na atenção básica.* São Paulo: HUCITEC, 2005.

GOUVEIA, Maria Helena; CIMINO, Valdir (coord.). *Viva e Deixe Viver:* histórias de quem conta histórias. São Paulo: Globo, 2003.

GRIMBERG, Max. "Leio Bula, Logo Desisto". *Jornal SBC,* Ano XXI, n. 147, Outubro, 2014, p. 42. Disponível em: <http://jornal.cardiol.br/2014/outubro/edicao/index.html#42>. Acesso em: 11 dez. 2014.

HOUAISS, Antônio; VILLAR, Mauro de Salles. *Dicionário Houaiss da Língua Portuguesa.* Rio de Janeiro: Editora Objetiva, 2009.

KUNSCH, Margarida K. *Relações públicas e excelência em comunicação.* Disponível em: <200.195.175.98/Materiais/322_227.doc>. Acesso em: 03 nov. 2014.

NOVAIS, Thaís. "Patch Adams: Levando cor para um mundo preto-e-branco". *DOC – Gestão em Saúde.* São Paulo, Ano 6. n. 34. Julho e agosto de 2014, pp. 69-71.

MUNHOZ, Aylza M. *Pensamento em Marketing no Brasil*: um estudo exploratório. (1982) Dissertação de mestrado. FGV, São Paulo.

ONU. *Resolução A/RES/ 52/15.* Proclamação do ano de 2000 como o Ano Internacional para a Cultura de Paz. Disponível em: <http://www.un-documents.net/a52r15.htm>. Acesso em: 24 set. 2014.

ONU. *Resolução A/RES/ 52/17.* Proclamação do ano de 2001 como o Ano Internacional para a Cultura de Paz. Disponível em: <http://www.pnud.org.br/UNV.aspx?indice=3>. Acesso em: 24 set. 2014.

REDE HUMANIZA SUS. *Glossário.* Disponível em: <http://www.redehumanizasus.net/glossary/3#letteri>. Acesso em: 08 out. 2014.

PITTA, Ana Maria Fernandes. *Hospital:* dor e morte como ofício. 6ª ed. São Paulo: Hucitec, 2010.

VIVA HUMANIZAÇÃO. *A visão humanística na formação do profissional da saúde.* Palestrantes: Dra. Ana Claudia Arantes; Dra. Linamara Batistella. Vídeo

(53:36s). Disponível em: <https://www.youtube.com/watch?v=Ie0a4O2e-BlY>. Acesso em: 26 dez. 2014.

VIVA HUMANIZAÇÃO. *A Comunicação na resolução dos problemas da saúde. Palestrante: Maria Luiza de Jesus Crociquia. Vídeo (1:00:48s).* Disponível em: <https://www.youtube.com/watch?v=MyLCqYeLdEk>. Acesso em 12 jan. 2015.

VIVA HUMANIZAÇÃO. *Ações integradas de humanização.* Palestrantes: Dr. Antonio Sergio Petrilli; Marcelo Boeger. Vídeo (01:56:08s). Disponível em: <https://www.youtube.com/watch?v=zbt9kURgFuE>. Acesso em: 12 jan. 2015.

VIVA HUMANIZAÇÃO. *Declaração Universal dos Direitos Humanos e Saúde.* Palestrantes: Dr. Antônio Carlos Malheiros; Sra. Rose Marie Inojosa. Vídeo (1:00:01s). Disponível em: <https://www.youtube.com/watch?v=YBUuEHF9mEo>. Acesso em: 12 dez. 2014.

VIVA HUMANIZAÇÃO. *Educação em Saúde:* Humanização e a Universidade. Palestrante: Wellington Nogueira. Vídeo (59:58s). Disponível em: <https://www.youtube.com/watch?v=OfpIKC0COvA>. Acesso em: 28 dez. 2014.

VIVA HUMANIZAÇÃO. *Espiritualidade:* vivendo valores na saúde. Palestrante: Ademar Bueno. Vídeo (01:00:16s). Disponível em: <https://www.youtube.com/watch?v=R18eYKKFq-k>. Acesso em: 09 jan. 2015.

VIVA HUMANIZAÇÃO. *Ética e responsabilidade na Saúde Pública:* Hoje e Amanhã. Palestrante: Luiz Felipe Pondé. Vídeo (01:03:01s). Disponível em: <https://www.youtube.com/watch?v=8SZCm446qek>. Acesso em: 06 jan. 2015.

VIVA HUMANIZAÇÃO. *Inclusão Social:* Direito à Saúde do cidadão. Palestrante: Dr. Florisval Mairão. Vídeo (53:07s). Disponível em: <https://www.youtube.com/watch?v=YQeR5xpacDo>. Acesso em: 23 dez. 2014.

VIVA HUMANIZAÇÃO. *Integralidade da atenção à Saúde:* o usuário como ser total. Palestrantes: Dr. Evandro Roberto Baldacci; Sonia Ligieri. Vídeo (00:59:56s). Disponível em: <https://www.youtube.com/watch?v=1B-WiJ88kuPM>. Acesso em: 09 jan. 2015.

VIVA HUMANIZAÇÃO. *O Compromisso do Profissional da saúde em programas de prevenção.* Palestrante: Albertina Duarte Takuti. Vídeo (00:58:11s). Disponível em: <https://www.youtube.com/watch?v=ypbaIgBSA9c>. Acesso em: 14 dez. 2014.

REFERÊNCIAS BIBLIOGRÁFICAS

VIVA HUMANIZAÇÃO. *O endomarketing como ferramenta de transformação*. Palestrante: Rogério Miola. Vídeo (01:01:26s). Disponível em: <https://www.youtube.com/watch?v=0j_iXwET6GM>. Acesso em: 12 jan. 2015.

VIVA HUMANIZAÇÃO. *O futuro da política de humanização brasileira*. Palestrante: Dr. Adail Almeida Rollo. Vídeo (01:07:18s). Disponível em: <https://www.youtube.com/watch?v=7ooT2vS2IGc>. Acesso em: 14 dez. 2014.

VIVA HUMANIZAÇÃO. *O perfil do profissional atual e a organização do trabalho*. Palestrantes: Dra. Graziela Moreto; Dr. Eduardo Juan Troster. Vídeo (54:20s) Disponível em: <https://www.youtube.com/watch?v=R-a0V2zfmAI>. Acesso em: 26 dez. 2014.

VIVA HUMANIZAÇÃO. *Papel da Tecnologia na Medicina Atual*. Palestrante: Dr. Guilherme Schettino. Vídeo (58:28s). Disponível em: <https://www.youtube.com/watch?v=GHMfMmxIUBE>. Acesso em: 13 jan. 2015.

VIVA HUMANIZAÇÃO. *Políticas Públicas para a Humanização na Saúde*. Palestrantes: Dr. Paulo Seixas; Maria Angélica Crevelim. Vídeo (56:08m). Disponível em: <https://www.youtube.com/watch?v=rYg1nzc8zxc>. Acesso em: 12 dez. 2014.

VIVA HUMANIZAÇÃO. *Problemas de comunicação que afetam a relação médico/paciente*. Palestrante: Sr. José Tolovi Júnior. Vídeo (01:00:41s). Disponível em: <https://www.youtube.com/watch?v=hI5RBeD0rkw>. Acesso em: 12 jan. 2015.

VIVA HUMANIZAÇÃO. *Programa Nacional de Humanização Hospitalar*. Palestrantes: Valdir Cimino; Mariana Albuquerque Dias Alderado (Ceará); Rildete Rodrigues (Pernambuco); Rosina Bahia Alice (Bahia). Vídeo (01:02:31s). Disponível em: <https://www.youtube.com/watch?v=wXbba_WIw4w>. Acesso em: 07 jan. 2015.

VIVA HUMANIZAÇÃO. *Realidade da Saúde Brasileira:* Clinica Ampliada. Palestrante: Dr. Gustavo Tenório. Vídeo (1:06:46s). Disponível em: <http://youtu.be/DHpiXhJFEgo>. Acesso em: 20 nov. 2014.

VIVA HUMANIZAÇÃO. *Responsabilidade Social na Saúde*. Palestrantes: Sebastião André de Felice; Gisela Cury; Celso Dezidério. Vídeo (01:01:40s). Disponível em: <https://www.youtube.com/watch?v=93y8WADffyM>. Acesso em: 06 jan. 2015.

VIVA HUMANIZAÇÃO. *Terceirização com qualidade na Saúde*. Palestrante: Edson Gomes dos Santos. Vídeo (01:01:00s). Disponível em: <https://www.youtube.com/watch?v=1kUwDu29HuM>. Acesso em: 09 jan. 2015.

A Editora Contracorrente se preocupa com todos
os detalhes de suas obras! Aos curiosos, informamos
que esse livro foi impresso pela Gráfica R.R. Donnelley
em papel Polén Soft em Novembro de 2016.